常见伤害医疗救援防治手册

主编　陈　宁　鲍缦夕　李俊龙

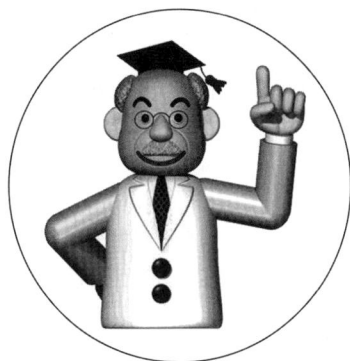

中国医药科技出版社

内容提要

医疗救援可能遇到任何事发现场，紧急救援、快捷治疗、独立处理和安全有效的提供、建立后送条件是每一位现场救援人员的职责。

本书突出诊疗、防范、处理和急救四个主要方向，将自然灾害、人为伤害、个人防护一一展现。

本书适合急救医护人员、武警救援人员参考使用。

图书在版编目（CIP）数据

常见伤害医疗救援防治手册/陈宁，鲍缦夕，李俊龙主编 . —北京：中国医药科技出版社，2015.1

ISBN 978 - 7 - 5067 - 7217 - 4

Ⅰ. ①常…　Ⅱ. ①陈… ②鲍… ③李…　Ⅲ. ①急救 - 手册　Ⅳ. ①R459.7 - 62

中国版本图书馆 CIP 数据核字（2014）第 294429 号

美术编辑　陈君杞
版式设计　郭小平

出版　中国医药科技出版社
地址　北京市海淀区文慧园北路甲 22 号
邮编　100082
电话　发行：010 - 62227427　邮购：010 - 62236938
网址　www. cmstp. com
规格　710 × 1020mm $\frac{1}{16}$
印张　11 $\frac{1}{4}$
字数　165 千字
版次　2015 年 1 月第 1 版
印次　2015 年 1 月第 1 次印刷
印刷　北京市密东印刷有限公司
经销　全国各地新华书店
书号　ISBN 978 - 7 - 5067 - 7217 - 4
定价　36.00 元
本社图书如存在印装质量问题请与本社联系调换

编 委 会

前言

在以人为本的今天，医疗救援是发生灾难后救援工作中最重要的组成部分，它的快速组成、快速反应、快速抵达，充分体现一个国家、一个政党、一个社会为民众服务的宗旨。要求参加救援的医务工作者必须具备扎实可靠的医疗技能，到达现场后的处理能力。

医疗救援可能遇到任何事发现场，其现成的处理也就复杂多变。为此，紧急救援、快捷治疗、独立处理和安全有效的提供、建立后送条件是每一位现场医护人员必须要完成的职责。这种现场处理的过程关系到伤病员的存活率、致残率及康复率，是后期伤病员送往医院再进行医疗处理治疗的关键所在。为此，我们将以救援现场相关的医学知识为主线，列出救援和防护知识，供日常查看。

本书编者大多数都参加过不同现场的救援，以他们的经验和了解的现场情况——为读者展现真实的救援过程和灵活的救援知识。通过把自然灾害、人为伤害和个人防护相结合，拓展救援知识，为每位医生可能遇到的现场做一个印象性导读。

本书突出诊疗、防范、处理和急救四个主要方向。以此为中心将经验与资料采集，但由于参编者人数众多，意见难以统一，故有一些特殊需讨论问题，望同行雅鉴，以期共同进步。

编　者

2014 年 12 月

目录

微生物所致疾病的诊疗与防范

动、植物所致疾病的诊疗与防范

自然因素所致疾病的诊疗与防范

灾害救援与人员伤害处理

各种行军、运动伤判断与处理

外伤现场处理与伤口注意事项

野外人身安全防范

救援与防护

心 理 治 疗

常见疾病急救

救援人员伤害处理与防范

微生物所致疾病的诊疗与防范

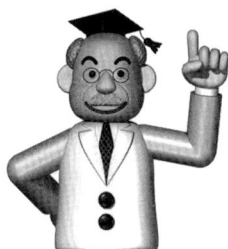

感染性肺炎

【定义】感染性肺炎是指终末气道、肺泡和间质的炎症。可由病原微生物、理化因素、免疫损伤、过敏及药物所致。

【临床表现】

1. 常见症状为咳嗽、咳痰或原有呼吸道症状加重，并出现浓痰或血痰。

2. 大多数患者有发热。

3. 病变范围较大者可有呼吸困难，呼吸窘迫，呼吸频率增快，鼻翼扇动，发绀。

4. 患肺叩诊浊音，触觉语颤减弱或增强，呼吸音减弱，肺听诊可闻及湿啰音。

5. 波及胸膜，可引起胸膜渗液或脓胸。

【检查项目】

1. 血常规。

2. 动脉血气分析。

3. X线检查。

4. CT及MRI检查。

5. 痰液检查及病原体分离培养。

6. 纤维支气管镜脱落细胞活检。

【治疗】

1. 及时经验性抗菌治疗。

2. 重视病情评估和病原学检查，治疗过程中需经常评价整体病情的治疗反应。

3. 初始经验治疗要求覆盖感染性肺炎最常见病原体。

4. 减少不必要住院和延长住院治疗。

5. 支持治疗：纠正低蛋白血症，维持水电解质平衡及酸碱平衡，循环及心肺功能支持。

6. 氧疗及机械通气支持。

细菌性痢疾

【定义】细菌性痢疾简称菌痢，是志贺菌引起的常见肠道传染病，全年散发，夏秋季常见，可引起流行。

【临床表现】

（一）急性菌痢

1. 肠道症状

（1）腹痛　左下腹明显，便前加重，便后缓解。

（2）腹泻　稀水便或黏液脓血便，10～20次/日，伴有里急后重。

2. 全身症状　轻者不发热或有低热，畏寒发热，全身不适。严重者多见于老年人、体弱或营养不良者。表现为急性发热，严重腹泻和呕吐，进而发生严重脱水、酸中毒、电解质紊乱，甚至休克。

（二）中毒性菌痢

1. 休克型　面色苍白、皮肤花斑、四肢肢端厥冷及紫绀，血压降低甚至难以测出，脉搏细速、少尿或无尿、意识障碍等感染性休克表现。

2. 脑型　较为严重且病死率高，病人脑部症状（剧烈头痛、烦躁不安、喷射状呕吐，嗜睡、昏迷及抽搐，瞳孔不等大，对光反应迟钝或消失）严重，也可有高热、呼吸异常及呼吸衰竭。

3. 混合型　休克型与脑型同时或先后存在，多发生循环系统、呼吸系统及中枢神经系统等多脏器功能衰竭，最为凶险，病死率很高。

（三）慢性菌痢

1. 急性发作型　临床表现同急性菌痢，但程度轻且恢复不完全。

2. 迁延型　腹部不适或隐痛、腹胀、腹泻、黏脓血便等消化道症状时重时轻，迁延不愈，也可腹泻与便秘交替出现。

3. 隐匿型　一年内有菌痢史，粪便培养可检出志贺菌，乙状结肠镜检查可见肠黏膜病变。可无临床症状。

【实验室检查】

1. 粪便检查　粪便常规检查，粪便培养，快速免疫学诊断，快速病原学基因诊断。

2. 血常规检查 急性菌痢常伴有白细胞增多；中性粒细胞增多，核左移。慢性菌痢有轻度贫血。

3. 乙状结肠镜检查 急性菌痢结肠黏膜弥漫性充血水肿，并有浅表溃疡及渗出物。慢性菌痢则可见结肠黏膜充血、水肿及浅表溃疡，黏膜可呈颗粒状且可见息肉等增生性改变。

4. X 线检查 钡餐或钡剂灌肠可见肠道痉挛、肠壁增厚、肠腔狭窄、肠段缩短、袋形消失等异常。

【诊断】

1. 接触史 近期有不洁的饮食史或与菌痢病人密切接触史。

2. 急性腹泻 伴有发冷、发热、腹痛、腹泻、里急后重，排黏液脓血便，左下腹有压痛。

3. 血常规 白细胞总数和中性粒细胞增加。

4. 粪便常规 黏液脓血便。镜检有大量脓细胞、红细胞与巨噬细胞。粪便细菌培养：分离到痢疾杆菌。粪便免疫检测：痢疾杆菌抗原阳性。

5. 急性中毒型菌痢 起病急骤，突然高热，反复惊厥，嗜睡、昏迷、迅速发生心功能衰竭和呼吸衰竭。肠道症状轻或缺如。

6. 慢性菌痢 过去有菌痢病史，多次典型或不典型腹泻两个月以上。

【治疗】

（一）急性菌痢

1. 一般治疗 消化道隔离和卧床休息；以流质和半流质饮食为宜，恢复期可恢复正常饮食；毒血症症状严重者在对症治疗和抗菌治疗的同时，可酌情应用肾上腺皮质激素；维持水、电解质及酸碱平衡。

2. 病原治疗

（1）氟喹诺酮类 是成人菌痢的首选药，首选环丙沙星 400～600 毫克/天，2～3 次/天，口服，疗程 3～5 天。其他喹诺酮类如氧氟沙星、左旋氧氟沙星、莫西沙星等。

（2）磺胺类药 选用 SMZ－TMP 2 片/次，口服，2 次/天。疗程 7 天。

（3）呋喃唑酮 0.1 克/次，口服，3～4 次/天，疗程 3～5 天。

（二）中毒性菌痢

1. 抗菌治疗 庆大霉素或阿米卡星与氨苄西林或头孢菌素类静脉注射，中毒症状好转后，按一般急性菌痢治疗。

2. 循环衰竭处理

（1）扩充血容量　早期快速补充血容量。首剂可静脉输入右旋糖酐 40 或葡萄糖氯化钠溶液（10 ~ 20 毫升/千克），总补液量每日 50 ~ 100 毫升/千克，需视患者病情及尿量而定。酸中毒时可静脉给予 5% 碳酸氢钠。

（2）血管活性药物　山莨菪碱（成人 10 ~ 20 毫克/次，儿童每次 0.3 ~ 0.5 毫克/千克）或阿托品（成人 1 ~ 2 毫克/次，儿童每次 0.03 ~ 0.05 毫克/千克），轻症每 30 ~ 60 分钟肌内注射或静脉注射一次；重症每 10 ~ 20 分钟静脉注射一次。待面色红润、循环呼吸好转、四肢温暖、血压回升后即可停药。亦可使用酚妥拉明复合去甲肾上腺素或使用异丙肾上腺素。

（3）强心治疗　左心衰和肺水肿者应给予毒毛花苷 K 等强心药物。

（4）抗凝治疗　有 DIC 者采用肝素抗凝。

（5）肾上腺皮质激素　氢化可的松每日 5 ~ 10 毫克/千克静脉滴注，一般用药 3 ~ 5 天。

3. 脑水肿治疗　降温，给氧。高热及惊厥患者可短暂冬眠疗法使体温保持在 38℃ 左右。频繁惊厥，昏迷加深，呼吸不规则，口唇发绀，应及时静脉使用 20% 甘露醇或 25% 山梨醇每次 1.5 ~ 2 克/千克，6 ~ 8 小时/次。同时给予皮质激素，限制钠盐摄入。呼吸衰竭时给予呼吸兴奋剂，必要时行呼吸监护或机械通气。

（三）慢性菌痢

1. 抗生素的应用　需进行致病菌的分离鉴定和药敏检测，联合、足量、较长疗程且需重复 1 ~ 3 疗程。

2. 菌苗治疗　应用自身菌苗或混合菌苗，隔日皮下注射一次，剂量自每日 0.25 毫升开始，逐渐增至 2.5 毫升，20 天为一疗程。

3. 局部灌肠疗法　使较高浓度的药物直接作用于病变部位，以增强杀菌作用，并刺激肉芽组织新生，一般作保留灌肠。常用的药物为 5% 大蒜浸液 100 毫升或 0.5% ~ 1% 新霉素 100 ~ 200 毫升，1 次/天，10 ~ 15 天为一疗程。

4. 肠道紊乱治疗　镇静、解痉或收敛剂。长期抗生素治疗后肠道紊乱，可给予乳酶生或小剂量异丙嗪、复方苯乙哌啶或针刺足三里。也可以 0.25% 普鲁卡因液 100 ~ 200 毫升保留灌肠，每晚 1 次，疗程 10 ~ 14 天。

5. 肠道菌群失调的处理　限制乳类和豆制品摄入。大肠杆菌数量减少者给予乳糖和维生素 C，肠球菌减少者给予叶酸。

疟疾

【定义】疟疾是由雌性按蚊叮咬人体时将其体内寄生的疟原虫传入人体内引起的急性传染病。广泛流行于世界热带、亚热带及温带地区。人类疟疾有间日疟、三日疟、卵形疟和恶性疟四种。

恶性疟按临床表现可分为以下几类。

（1）脑型或昏迷型 除一般症状外还可出现嗜睡、谵妄、昏迷、抽搐、脑水肿等。脑膜刺激征阳性，并可引出病理反射。

（2）超高热型 起病急骤，体温高达41℃持续不退，可昏迷甚至死亡。

（3）厥冷型 软弱无力，很快陷入虚脱状态。皮肤苍白、发绀、汗多，触之湿冷而黏，肛温常达38～39℃以上，多死于循环衰竭。

（4）胃肠型 以腹泻腹痛为主，酷似痢疾或急腹症。

【临床表现】临床以周期性寒战、发热、头痛、出汗和贫血、脾肿大为特征。

1. 潜伏期 从人体感染疟原虫到发病（口腔温度超过37.8℃），称潜伏期。潜伏期包括整个红外期和红内期的第一个繁殖周期。一般间日疟、卵形疟14天，恶性疟12天，三日疟30天。感染原虫量、株的不一，人体免疫力的差异，感染方式的不同均可造成不同的潜伏期。温带地区有所谓长潜伏期虫株，可长达8～14个月。输血感染潜伏期7～10天。胎传疟疾，潜伏期就更短。有一定免疫力的人或服过预防药的人，潜伏期可延长。

2. 发冷期 骤感畏寒，先为四肢末端发凉，迅觉背部、全身发冷。皮肤起鸡皮疙瘩，口唇，指甲发绀，颜面苍白，全身肌肉关节酸痛。进而全身发抖，牙齿打颤，有的人盖几床被子不能制止，持续约10分钟，乃至一小时许，寒战自然停止，体温上升。此期患者常有重病感。

3. 发热期 冷感消失以后，面色转红，紫绀消失，体温迅速上升，通常发冷越显著，则体温就愈高，可达40℃以上。高热患者痛苦难忍。有的辗转不安，呻吟不止；有的谵妄，撮空，甚至抽搐或不省人事；有的剧烈头痛，顽固呕吐。患者面赤，气促；结膜充血；皮灼热而干燥；脉洪而速；尿短而色深。多诉说心悸，口渴，欲冷饮。持续2～6小时，个别达10余小时。发作数次后唇鼻常见疱疹。

4. 出汗期 高热后期，颜面手心微汗，随后遍及全身，大汗淋漓，衣服湿透，约2~3小时体温降低，常至35.5℃。患者感觉舒适，但十分困倦，常安然入睡。一觉醒来，精神轻快，食欲恢复，又可照常工作。此刻进入间歇期。

间日疟和卵形疟患者隔日发作1次，三日疟隔2日发作1次，恶性疟发作不规则。间日疟初起病时体温可持续不正常3~5日，其后才变为隔日发作1次。多次发作后可有肝脾肿大和贫血。

【实验室检查】

1. 血常规 红细胞和血红蛋白在多次发作后下降，恶性疟尤重；白细胞总数初发时可稍增，后正常或稍低，白细胞分类单核细胞常增多，并见吞噬有疟色素颗粒。

2. 疟原虫检查 血涂片检查最为方便，发作前1~2小时阳性率最高。为提高检出率可采用：

（1）血厚涂片。

（2）骨髓穿刺涂片。

（3）脾穿刺涂片。

（4）发作前1~2小时血涂片。

3. 血清学检查 抗疟抗体一般在感染后2~3周出现，4~8周达高峰，以后逐渐下降。现已应用的有间接免疫荧光、间接血凝与酶联免疫吸附试验等，阳性率可达90%。一般用于流行病学检查。

【诊断】

1. 流行病学史 有在疟疾流行地区居住或旅行史，近年有疟疾发作或近期输血史。

2. 临床表现

（1）周期性发热，发热前畏寒、寒战、大汗。

（2）发作多在中午前后。

（3）发作间歇期一般状态良好。

（4）若干次发作后，临床症状渐次减轻并有自愈趋势。

（5）有溶血性贫血表现，程度与发作次数呈正比。

（6）脾肿大程度与病程相关。

3. 实验室检查　血或骨髓涂片中找到疟原虫。

4. 治疗性诊断　临床表现酷似疟疾，但未能找到疟原虫或无条件检查疟原虫时，可试用氯喹或蒿甲醚（3 天）进行治疗性诊断，在用药后 24～48 小时发热被控制而未再复发者可能为疟疾。

【鉴别诊断】　与疟疾不同的是：其他病症的寒热往来一般发作无定时；即使在寒热不甚之时，亦必有其各病证的症状存在；发病一般无季节性、地区性特点。

【并发症】

1. 黑尿热　为疟疾病人突然发生的急性血管内溶血，多见于恶性疟。临床表现为急性寒战、高热与腰痛、酱油样尿（血红蛋白尿），急性贫血与黄疸，甚至发生急性肾功能不全。溶血原因可能与病人红细胞中缺乏 6 - 磷酸葡萄糖脱氢酶、疟原虫释放的毒素、抗疟药特别是奎宁与伯氨喹啉以及人体过敏反应有关。

2. 急性肾功能衰竭。

3. 低血糖。

4. 肺水肿。

5. 心血管异常。

6. 肝功能不全。

7. 血液学异常。

8. 感染。

【治疗】

1. 一般治疗　发作期及退热后 24 小时应卧床休息。注意水分的补给，对食欲不佳者给予流质或半流质饮食，至恢复期给高蛋白饮食；吐泻不能进食者，则适当补液；有贫血者可辅以铁剂。寒战时注意保暖；大汗应及时用干毛巾或温湿毛巾擦干，并随时更换汗湿的衣被，以免受凉；高热时采用物理降温，过高热患者因高热难忍可药物降温；凶险发热者应严密观察病情，及时发现生命体征的变化，详细记录出入量，做好基础护理。按虫媒传染病做好隔离。

2. 普通型疟疾

（1）控制临床症状的抗疟药　亦即可杀灭红细胞内期疟原虫的药物。用法：磷酸氯喹，即刻口服 1 克，6 小时后口服 0.5 克，第二及第三天早晚各服 0.25 克；青蒿素，青蒿素琥珀酸片 50 毫克，2 次/日，连用 5 天，首剂量加倍；蒿甲醚 100 毫克，肌内注射，每日 1 次，连用 5 天，首剂量加倍。

（2）控制复发并消除传播的抗疟药　伯氨喹啉，每日 39.6 毫克（每片含基质 7.5 毫克），连服 5~8 天，需注意此药有溶血的副作用。

3. 恶性疟

（1）抗疟药物　二盐酸奎宁 0.25~0.5 克加入 5% 葡萄糖注射液 500~1000 毫升中 4 小时内静脉滴注，12 小时后重复给药，第 2 日仍可重复，清醒后改口服甲氟喹；蒿甲醚 200 毫克，肌内注射，其后 6、24、48 小时再肌内注射 200 毫克，总量 800 毫克。

（2）控制脑水肿　用 20% 甘露醇或 25%~50% 山梨醇快速静脉滴注，每日 2~3 次。

（3）控制抽搐　可用苯巴比妥钠、水合氯醛、地西泮等药物。

（4）改善脑微循环　可用低分子右旋糖酐静脉滴注。

（5）黑尿热　立即停用伯氨喹啉，使用地塞米松、大剂量维生素 C，碱性溶液一般不用。严重肾功能不全者行透析治疗。

（6）急性肾功能衰竭　积极补液、利尿，肾功能衰竭严重者行透析治疗。

【预防】

1. 彻底治愈现症患者和带虫者。

2. 灭蚊、防蚊。

3. 保护易感人群。进入疫区的人群，可预防性服药。常用的预防药有乙胺嘧啶，每周 25 毫克顿服，或每 2 周 50 毫克；氯喹，每周 150 毫克；喹哌，每 20 天顿服 0.5 克或复方喹哌（喹哌 1 克，磺胺多辛 0.2 克），每月 1 次。

外科感染

败血症

【定义】败血症是指致病菌或条件致病菌侵入血循环，并在血中生长繁殖，产生毒素而发生的急性全身性感染。败血症伴有多发性脓肿而病程较长者称为脓毒血症。

【临床表现】

1. 感染中毒症状 主要为寒战，高热，面色苍白，四肢湿冷，呼吸急促，心率加快，血压下降。

2. 皮肤损伤 出现瘀点、瘀斑、猩红热样皮疹、荨麻疹样皮疹。皮疹常见于四肢、躯干皮肤或口腔黏膜等处。

3. 胃肠道症状 伴有呕吐、腹泻、腹痛，甚至呕血、便血、中毒性肠麻痹。

4. 关节症状 可有关节肿痛、活动障碍或关节腔积液。

5. 肝脾肿大 轻度或中度肿大。

6. 其他症状 常伴有心肌炎、心力衰竭、意识模糊、嗜睡、昏迷、少尿或无尿等实质器官受累症状。

【检查项目】

1. 血常规检查。

2. 中性粒细胞四唑氮蓝（nitroblue tetrazolium，NBT）试验 此试验仅在细菌感染时呈阳性，可高达 20% 以上（正常在 8% 以下），有助于病毒性感染和非感染性疾病与细菌感染的鉴别。

3. 血及骨髓局部病灶分泌物细菌培养阳性。

【治疗】

1. 基础治疗 补充各种维生素、能量合剂，给予人血白蛋白（白蛋白）、血浆或新鲜全血以补充机体消耗、供给能量、加强营养、支持器官功能。

2. 抗菌治疗 首选头孢哌酮/舒巴坦，对耐甲氧西林的金葡菌首选万古霉素。

3. 局部治疗 对化脓性病灶，待成熟后均应及时切开引流。对有梗阻的胆道、泌尿道感染，应考虑手术解除阻塞。

脓血症

【定义】脓血症是指局部化脓性病灶的细菌栓子或脱落的感染血栓，间歇的进入血液循环，并在身体各处的组织或器官内发生转移性脓肿者。

【临床表现】高烧可达 40～41℃，多有头痛、头晕、神志淡漠、烦躁、谵妄和昏迷。脉细速、呼吸急促或困难。肝脾可肿大，严重者出现黄疸、皮下淤血。

【检查项目】

1. 血常规检查

2. 细菌培养 对可疑患者做血培养及脓培养，二者一致，诊断即可确立。必要时作厌氧培养和真菌培养。

3. 眼底镜检查 真菌脓血症时眼底视网膜和脉络膜上常有小的、白色发亮的圆形隆起。

【治疗】

1. 一般治疗 维持水、电解质和酸碱平衡，补充各种维生素，特别是维生素 C 和维生素 B，必要时间断少量输给新鲜全血或血浆。

2. 处理原发感染 祛除伤口内坏死组织和异物，脓肿切开引流，坏疽肢体截肢及拔出体内留置的导管等。

3. 应用抗菌药 细菌培养和药敏可指导用药。

4. 对症处理 高热者可药物或物理降温，严重患者可用人工冬眠或肾上腺皮质激素。发生休克时则应积极抗休克治疗。

破伤风

【定义】破伤风系由破伤风杆菌外毒素导致的神经系统中毒性疾病，本病以进行性发展的肌肉强直为特征，伴有发作性加重。

【临床表现】

1. 前驱期 乏力，头痛，舌根发硬，吞咽不便及头颈转动不自如等。

2. 典型表现 肌肉持续性强直收缩及阵发性抽搐，最初出现咀嚼不便，咀嚼肌紧张，疼痛性强直，张口困难，苦笑面容，吞咽困难，颈项强直，角弓反张，呼吸困难，紧张，甚至窒息。

3. 轻微刺激表现 强光、风吹，声响及震动等，均可诱发抽搐发作。

【检查项目】无特殊检查。

【治疗】

1. 入院当日 静脉滴注 5 万单位破伤风抗毒素，此后每日静脉滴注 1 万单位，总量可用到 20 万单位。

2. 抗痉挛治疗 应用氯化筒箭毒碱 15 毫克，每日总量可达 150～650 毫克，同时辅予正压人工通气。亦可用氯丙嗪 50～100 毫克，肌内注射，每

4~6 小时 1 次；或地西泮（咪达唑仑）10~15 毫克，静脉滴注，视病情可多次应用。

3. 抗感染治疗 使用青霉素 1000 万~4000 万单位/天，分次静脉滴注。

4. 保持呼吸道通畅 已发生窒息者应及早行气管切开，注意吸痰。

5. 伤口处理 用 3% 过氯化氢溶液冲洗伤口，保持引流通畅。已愈合的伤口，如有异物或炎性肿块者应切开处理。

气性坏疽

【定义】 气性坏疽是由梭状芽孢杆菌所引起的一种严重急性特异性感染，主要发生在肌组织广泛损伤的病人，少数发生在腹部或会阴部手术后的伤口处。

【临床表现】

1. 全身症状 病人表情淡漠，有头晕、头痛、恶心、呕吐、出冷汗、烦躁不安、高热、脉搏快速、血压下降，最后出现黄疸、谵妄和昏迷。

2. 局部表现 患处"胀裂样"剧痛，肿胀明显，很快变为紫红色，进而变为紫黑色，并出现大小不等的水泡。伤口内肌肉坏死，伤口周围常扪到捻发感，表示组织间有气体存在。轻轻挤压患部，常有气泡从伤口逸出，并有稀薄、恶臭的浆液样血性分泌物流出。

【检查项目】

1. 伤口内的分泌物涂片检查 有大量革兰阳性杆菌。

2. X 线检查 伤口肌群间有气体。

【治疗】

1. 严格隔离，加强护理，严防交叉感染。

2. 清创引流，切口必须充分，用大量 3% 双氧水冲洗，伤口彻底开放。肢体广泛坏死者应行截肢术，以挽救生命。

3. 大量应用抗生素。

4. 高压氧治疗，可在 3 个大气压的纯氧下进行治疗，第一天 3 次，每次 2~4 小时，以后每天 2 次。

5. 全身支持治疗。

6. 中药治疗。

急性乳腺炎

【定义】急性乳腺炎是指乳腺的急性化脓性感染，绝大多数发生在哺乳期，尤其是初产妇哺乳期的头 3~4 周内。

【临床表现】

1. 全身表现 主要为畏寒、发热、白细胞计数增高。

2. 局部表现 主要为乳房红、肿、热、痛和肿块，患侧乳房体积增大，患侧腋窝淋巴结肿大，超过 10 天可形成脓肿。

【检查项目】

1. 体格检查 检查包块位置、大小、边界、活动度，压痛位置，腋窝淋巴结有无肿大，乳头有无破溃。

2. 血常规检查。

3. B 超检查。

【鉴别诊断】需与炎性乳癌相鉴别。

【治疗】

1. 非手术治疗

（1）加强营养，引流乳汁，局部热敷（50% 硫酸镁热敷，每次 20 分钟，每天 4 次）。

（2）保持乳头清洁，采用正确的哺乳方法，除脓肿外提倡坚持哺乳。

（3）药物治疗

退热：布洛芬，口服，400 毫克，每日 3 次。或对乙酰氨基酚，口服，1g，每日 3 次。

抗生素：一线用药阿莫西林，875 毫克，每日 2 次。头孢氨苄，500 毫克，每日 4 次。

青霉素过敏者，一线用药红霉素，500 毫克，每日 4 次。静脉滴注或口服。

中药治疗。

2. 手术治疗 脓肿切开引流。

急性阑尾炎

【定义】 急性阑尾炎是指阑尾发生炎症、肿胀及化脓。

【临床表现】

1. 腹部症状 典型的腹痛为转移性右下腹痛，也可发病开始即出现右下腹痛。伴厌食、恶心呕吐、腹泻。弥漫性腹膜炎时可致麻痹性肠梗阻，腹胀、排气排便减少。

2. 全身症状 乏力，严重时心率增快，发热；穿孔时高热；合并门静脉炎时可出现寒战、高热和轻度黄疸。

3. 体格检查

（1）右下腹压痛 压痛点始终在一个固定的位置上。

（2）腹膜刺激征 注意在小儿、老人、孕妇、肥胖、虚弱者或盲肠后位阑尾炎时，腹膜刺激征象可不明显。

（3）右下腹包块 压痛，边界不清，固定，应考虑阑尾周围脓肿的诊断。

4. 辅助诊断的其他体征

（1）结肠充气试验。

（2）腰大肌试验 阳性说明阑尾位于腰大肌前方，盲肠后位或腹膜后位。

（3）闭孔内肌试验 阳性提示阑尾靠近闭孔内肌。

（4）肛门直肠指检 直肠右前方或前壁广泛压痛。形成阑尾周围脓肿可触及痛性肿块。

【检查项目】

1. 血常规 大多数急性阑尾炎病人的白细胞计数和中性粒细胞比例增高。

2. 尿常规 一般无阳性发现，明显血尿说明存在泌尿系统的原发病变。

3. HCG 生育期有闭经史的女性病人，应查血清含 HCG 以除外产科情况。

4. 血清淀粉酶和脂肪酶 化验有助于除外急性胰腺炎。

5. 影像学检查

（1）腹部平片 盲肠扩张和液气平面，偶尔可见钙化的粪石和异物影。

（2）B超　有时可发现肿大的阑尾或脓肿。

（3）螺旋CT　在急性阑尾炎的诊断中不是必需的，当诊断不肯定时可选择应用。

【鉴别诊断】

主要鉴别疾病	发病特点
胃十二指肠溃疡穿孔	突发上腹痛、腹壁板状强直，X线检查可发现膈下游离气体
右侧输尿管结石	突发右下腹阵发性绞痛，向会阴部、外生殖器放射。右下腹无明显压痛，尿中发现多量红细胞。B超检查或X线片在输尿管走行部位可呈现结石阴影
异位妊娠破裂	突然下腹痛，伴心悸、头晕和腹腔内出血的体征，有停经史及阴道不规则出血史；体检宫颈举痛、附件肿块、阴道后弯隆穿刺有血等
卵巢滤泡、黄体破裂	与异位妊娠相似，但病情较轻，多发病于排卵期或月经中期以后
急性附件炎和盆腔炎	下腹痛逐渐发生，可伴有腰痛；腹部压痛点较低，直肠指诊盆腔有对称性压痛；伴发热及白细胞计数升高，常有脓性白带，阴道后弯隆穿刺出脓液，涂片检查细菌阳性
卵巢囊肿蒂扭转	剧烈腹痛，下腹部可扪及压痛性的肿块。B超检查均有助于鉴别
急性肠系膜淋巴结炎	多见于儿童。多有上呼吸道感染史，腹部压痛范围不太固定且较广，并可随体位变更
右侧肺炎、胸膜炎	全身症状较严重，右下腹压痛轻，右肺可闻及湿啰音

【治疗】

1. 手术治疗　急性阑尾炎一旦确诊，均应早期施行阑尾切除术，术前应用抗生素，有助于防止术后感染的发生。

（1）急性单纯性、化脓性及坏疽性阑尾炎　行阑尾切除术，切口可一期缝合。也可采用经腹腔镜阑尾切除术。

（2）穿孔性阑尾炎　采用右下腹经腹直肌切口，术中注意保护切口，冲洗切口，一期缝合。术后注意观察切口，有感染时及时引流。

（3）阑尾周围脓肿　应用抗生素治疗或同时联合中药治疗，也可在超声引导下穿刺抽脓或置管引流。如脓肿扩大行手术切开引流。切开引流以引流为主。术后加强支持治疗，合理使用抗生素。

2. 非手术治疗　仅适用于单纯性阑尾炎及急性阑尾炎的早期阶段，病人不接受手术治疗或客观条件不允许，或伴存其他严重器质性疾病有手术禁忌证者。主要措施包括选择有效的抗生素和补液治疗。也可经肛门直肠内给予抗生素栓剂。

尿路感染

【定义】 尿路感染是由于种种原因各种病原微生物在尿路中生长、繁殖而引起的尿路感染性疾病。以育龄期妇女、老年人、免疫力低下及尿路畸形者多见。

【临床表现】 根据感染发生部位可分为上尿路感染（肾盂肾炎）和下尿路感染（膀胱炎）。肾盂肾炎、膀胱炎又有急性和慢性之分。

1. 膀胱炎 占尿路感染的 60% 以上，主要表现为尿频、尿急、尿痛、排尿不适、下腹部疼痛等，部分患者出现排尿困难，尿液混浊，异味，血尿。一般无全身感染症状。

2. 急性肾盂肾炎 急性起病，可发生于各年龄段，育龄女性多见。可有或无尿频、尿急、尿痛、排尿困难、下腹部疼痛等。常有腰痛，腰痛程度不一，多为钝痛或酸痛。发热、寒战、头痛、全身酸痛、恶心、呕吐等，体温多在 38.0℃ 以上。多为弛张热，也可呈稽留热或间歇热。部分患者出现革兰阴性杆菌败血症。体格检查还可发现一侧或两侧肋脊角或输尿管点压痛和（或）肾区叩击痛。

3. 慢性肾盂肾炎 临床表现复杂，全身及泌尿系统局部表现可不典型。半数以上患者可有急性肾盂肾炎病史，有不同程度的低热、尿频、排尿不适、腰部酸痛及夜尿增多、低比重尿等。影像学检查肾盂肾盏变形、缩窄，两肾大小不等、外形凹凸不平者。病情持续可发展为慢性肾衰竭。急性发作时类似急性肾盂肾炎。

4. 无症状细菌尿 是指患者有真性细菌尿，而无尿路感染的症状，可由症状性尿路感染演变而来，或无急性尿路感染病史。多为大肠埃希菌，患者可长期无症状，尿常规可正常，但尿培养有真性菌尿。

【检查项目】

1. 尿常规：可有白细胞尿、血尿、蛋白尿。尿沉渣镜检白细胞 > 5 个/

HP 称为白细胞尿，对尿路感染诊断意义较大。

2. 尿白细胞排泄率，清洁中段尿沉渣涂片细菌学检查，中段尿培养 + 菌群计数 + 药敏 3 次以上。中段尿细菌定量培养 ≥ 10^5/毫升时，称为真性细菌尿，可确诊尿路感染。尿细菌定量培养 $10^4 \sim 10^5$/毫升时，为可疑阳性，需复查。如 < 10^4/毫升，可能为污染。

3. 亚硝酸盐还原试验，尿 N – 乙酰 – β – D – 葡萄糖苷酶（NAG），尿 β_2 – MG，腹部超声检查，静脉肾盂造影或（和）逆行肾盂造影或（和）膀胱输尿管反流造影。

4. 反复感染者应检查有无合并尿路结石、梗阻、畸形及反流等。

【诊断】尿路感染有尿路刺激征、感染中毒症状、腰部不适等，结合尿液改变和尿液细菌学检查，有真性细菌尿者，均可诊断为尿路感染。无症状细菌尿的诊断主要依靠尿细菌学检查，要求两次细菌培养均为同一菌种的真性菌尿。女性有明显尿频、尿急、尿痛，尿白细胞增多，尿细菌定量培养 ≥ 10^2/毫升，并为常见致病菌时，可拟诊为尿路感染。

发热、寒战，伴明显腰痛，输尿管点和（或）肋脊点压痛、肾区叩击痛，甚至毒血症症状等，膀胱冲洗后尿培养阳性，尿沉渣镜检有白细胞管型，尿 NAG 升高，尿 β_2 – MG 升高，尿渗透压降低常提示上尿路感染。下尿路感染常表现为膀胱刺激征，一般很少有发热、腰痛等。

【鉴别诊断】

疾病	致病菌	发病情况	临床特点	实验室检查
膀胱炎	多为大肠杆菌，已婚女性可为凝固酶阴性葡萄球菌	占尿路感染的60%以上	主要表现尿路刺激征，一般无全身感染症状	白细胞尿、血尿、蛋白尿，真性细菌尿
急性肾盂肾炎	多为大肠杆菌，其他常见者还有变形杆菌，克雷白杆菌等	起病急，部分临床表现同膀胱炎	尿路刺激征，伴腰痛，发热甚或全身酸痛、恶心、呕吐等	白细胞尿、血尿、蛋白尿，真性细菌尿，膀胱冲洗后尿培养阳性，尿白细胞管型，尿 NAG 升高，尿渗透压降低

疾病	致病菌	发病情况	临床特点	实验室检查
慢性肾盂肾炎	大肠杆菌最常见，其次还有变形杆菌，克雷白杆菌，产气杆菌，粪链球菌，葡萄球菌等	反复尿路感染病史	临床表现可不典型，反复尿路刺激征，腹部、腰部不适疼痛，间歇性低热。多尿、夜尿、甚或慢性肾衰竭等。尿路梗阻、畸形等	白细胞尿、血尿、蛋白尿，真性细菌尿，膀胱冲洗后尿培养阳性，尿白细胞管型，尿 NAG 升高，尿渗透压降低
无症状细菌尿	多为大肠杆菌	健康人体检时发现，60 岁以上女性发病率可达 10%	无任何症状	真性细菌尿
尿道综合征	感染性由衣原体、淋球菌、病毒等感染引起；非感染性无病原体	分感染性和非感染性	有尿频、尿急、尿痛症状，无真性细菌尿	感染性尿道综合征有白细胞尿，由衣原体、淋球菌、病毒等引起；非感染性无白细胞尿，检查无病原体
肾结核	结核杆菌感染引起	是全身结核的一部分，多在成年人发病，常继发于肺结核	尿路刺激征，血尿，脓尿，腰痛及全身结核症状	尿培养有结核杆菌，尿沉渣可见抗酸杆菌，血清结核抗体阳性

【治疗】

1. 注意休息、多饮水、勤排尿

2. 膀胱炎

（1）单剂量疗法　常用磺胺甲基异噁唑 2.0 克、甲氧苄啶 0.4 克、碳酸氢钠 1.0 克，1 次顿服；氧氟沙星 0.4 克，一次顿服，阿莫西林 3.0 克，一次顿服。

（2）短疗程疗法　可选用磺胺类、喹诺酮类、半合成青霉素或头孢类等抗生素，任选一种药物，连用 3 天。

停服抗生素 7 天后，行尿细菌培养，结果阴性表示膀胱炎已治愈；仍有真性细菌尿，应给予 2 周抗生素治疗。

对于妊娠妇女、老年患者、糖尿病患者、机体免疫力低下及男性患者不宜使用单剂及短程疗法，应采用较长疗程。

3. 肾盂肾炎

（1）病情较轻者可门诊口服药物治疗，疗程 10 ~ 14 天。常用药物有喹诺酮类、半合成青毒素类、头孢菌素类等。治疗 14 天后尿菌仍阳性，应参考药敏试验选用有效抗生素治疗 4 ~ 6 周。

（2）严重感染全身中毒症状明显者需住院治疗，静脉给药。常用药物有氨苄西林，头孢噻肟钠，头孢曲松钠，左氧氟沙星等。必要时联合用药。经过上述治疗若好转，可于热退后继续用药 3 天，再改为口服抗生素，完成 2 周疗程。治疗 72 小时无好转，应按药敏结果更换抗生素，疗程不少于 2 周。经此治疗，仍有持续发热者，应注意肾盂肾炎并发症，如肾盂积脓、肾周脓肿、感染中毒症等。

慢性肾盂肾炎治疗的关键是积极寻找并解除易感因素。急性发作时治疗同急性肾盂肾炎。

4. 再发性尿路感染　包括重新感染和复发。

（1）重新感染　治疗后症状消失，尿菌阴性，但在停药 6 周后再次出现真性细菌尿，菌株与上次不同，称为重新感染。多数患者有尿路感染症状，治疗方法与首次发作相同。半年内发生 2 次以上者，可用长程低剂量抑菌治疗，连用半年。

（2）复发　治疗后症状消失，尿菌阴转后在 6 周内再出现菌尿，菌种与上次相同，且为同一血清型，称为复发。复发且为肾盂肾炎者，在排除诱发因素的基础上，应按药敏选择强有力的杀菌性抗生素，疗程不少于 6 周。反复发作者，给予长程低剂量抑菌疗法。

5. 无症状性菌尿　是否治疗目前有争议，一般认为有下述情况者应予治疗。

（1）妊娠期无症状性菌尿。

（2）学龄前儿童。

（3）曾出现有症状感染者。

（4）肾移植、尿路梗阻及其他尿路有复杂情况者。如治疗后复发，可选长程低剂量抑菌疗法。

【注意事项】

1. 用药原则

（1）抗生素在尿和肾内的浓度要高。

（2）选用肾毒性小，副作用少的抗生素。

（3）单一药物治疗失败、严重感染、混合感染、耐药菌株出现时应联合用药。

2. 其他　坚持多饮水、勤排尿，注意会阴部清洁；尽量避免尿路器械的使用，如必须留置导尿管，前 3 天给予抗生素可延迟尿路感染的发生。

急性细菌性前列腺炎

【定义】急性细菌性前列腺炎是前列腺因细菌感染而引起的急性炎症。

【临床表现】

1. 全身感染症状，发热，恶心、呕吐。

2. 局部表现尿急、尿痛、会阴部和耻骨上疼痛，排尿困难，甚至尿潴留。

3. 直肠指诊可触及前列腺肿胀增大、压痛、柔软或偶有波动感。

【检查项目】

1. 血常规，尿常规。

2. 尿道分泌物涂片。

3. 尿液细菌培养 + 药敏。

4. 前列腺超声检查可了解有否前列腺脓肿形成。

【诊断与鉴别诊断】依据病人症状，直肠指诊，可触到前列腺肿大，表面光滑、张力大且有明显压痛。结合尿液检查可见脓细胞、红细胞，超声检查有助于诊断。急性前列腺炎仅可作指诊检查，不可前列腺按摩。

【治疗】

1. 注意休息，禁酒及辛辣食物，多饮水，热水坐浴及退热、止痛等治疗。

2. 抗菌药物可选广谱、强效、前列腺腺管内浓度高的药物，常需联合用药，症状缓解继续用药 1 ~ 2 周，改为口服抗炎继续治疗 3 ~ 4 周，直至治愈。

3. 全身补液、利尿、支持、对症治疗。

4. 可留置导尿或行耻骨上膀胱造瘘，利于尿液、前列腺分泌物引流，减少尿液对前列腺的反流和刺激。

【注意事项】

1. 急性前列腺炎对症、抗炎治疗后，症状加重，前列腺指诊肿胀且有波动，超声检查可见脓肿形成，应按前列腺脓肿治疗。

2. 本病及时诊断、治疗，一般预后良好。

急性附睾炎

【定义】 急性附睾炎是致病菌侵入附睾所引起的急性炎症。

【临床表现】

1. 发病突然，高热、白细胞升高，患侧阴囊胀痛，沉坠感，下腹部及腹股沟部有牵扯痛，站立或行走时加剧。亦可伴尿路刺激症状。

2. 患侧阴囊红肿，附睾肿大，有明显压痛、触痛，炎症范围较大时，附睾和睾丸均有肿胀，两者界限触摸不清，并可继发鞘膜积液。肛门指诊前列腺有触痛、质地不均等炎症征象。

【检查项目】

1. 血常规白细胞总数、中性粒细胞比例明显升高，尿常规有红细胞、白细胞。

2. 超声检查有助于明确炎症范围，排除睾丸扭转等。

3. 血、尿、前列腺液细菌培养加药敏试验。

【诊断鉴别诊断】 起病前常有性交、导尿、创伤等诱因，结合症状、体征、辅助检查易于诊断。本病当与附睾结核、睾丸扭转鉴别。

疾病	年龄	病史	表现	体征	其他
睾丸扭转	青少年	剧烈活动、暴力损伤史	突发阴囊剧痛，向下腹、股内放射，伴恶心、呕吐	阴囊红肿、睾丸肿大、固定	普雷恩征阳性，罗希征阳性，彩超睾丸血流减少或消失

疾病	年龄	病史	表现	体征	其他
附睾结核	多见于 20~40 岁青壮年	结核病史	附睾肿胀压痛	附睾局部结节、质硬、触痛，阴囊部窦道	结核菌素试验阳性，PCR 结核阳性
急性附睾炎	各年龄段，尤其好发于 20~40 岁	下尿路手术或导尿时	寒战、发热，突发阴囊内肿痛，立位加重	阴囊红肿，附睾肿大压痛，伴鞘膜积液	血常规中性粒细胞计数增高

【治疗】

1. 急性附睾炎应适当卧床休息。

2. 抗炎治疗，选用广谱、强效抗生素，口服或静脉给药，必要时抗生素维持治疗 2~4 周。

3. 托起阴囊减轻疼痛，早期冷敷，预防肿胀，晚期热敷，促进炎症吸收。如有脓肿形成，则需切开引流。

4. 不能控制，反复发作或硬结持续存在疼痛者，可做附睾切除术。

【注意事项】

1. 及时诊断治疗，急性附睾炎可在 2 周完全消退，附睾大小、硬结恢复正常，需 4 周以上。

2. 炎症累及双侧可导致生育能力低下或不育。

急性睾丸炎

【定义】急性睾丸炎是指各种致病因素引起的睾丸炎性病变，主要由急性附睾炎累及。

【临床表现】

1. 症状　一侧睾丸疼痛，向腹股沟放射，伴寒战、发热，恶心、呕吐等。

2. 体征　患侧阴囊红肿，睾丸肿大、明显触痛，常伴附睾肿大、压痛，鞘膜积液。

【检查项目】

1. 血常规白细胞总数、中性粒细胞比例明显升高，尿常规有红细胞、白细胞。

2. 超声检查有助于明确炎症范围，彩超有助于排除睾丸扭转，嵌顿斜疝等。

3. 血、尿细菌培养加药敏试验。

【诊断】有急慢性附睾炎、膀胱炎、尿道炎病史，长期留置导尿管或前列腺手术史，结合症状、体征、辅助检查，易于明确诊断。

【治疗】

1. 卧床休息，止痛或解热治疗，托起阴囊，局部冷敷或热敷。

2. 抗炎治疗，选用广谱、强效抗生素治疗。

3. 对因治疗，由严重的急性附睾炎引起的，可在抗感染治疗基础上行睾丸切除。由长期留置尿管引起者，设法尽早拔除。

4. 睾丸脓肿者切开引流，必要时睾丸切除。

急性肾盂肾炎

【定义】急性肾盂肾炎是细菌侵犯肾盂和肾间质引起的急性感染性疾病。

【临床表现】

1. 全身症状　寒战，中、重度发热，全身酸痛，头痛，恶心，呕吐，食欲不振，大汗淋漓等。

2. 局部体征　一侧或双侧腰痛，肾区压痛和肋脊角叩痛。

3. 尿路刺激症状　尿频、尿急、尿痛，血尿。有时尿路刺激征不甚明显。

4. 尿常规　可有少量蛋白，红细胞多少不一，少数有肉眼血尿，大量脓细胞，偶有白细胞管型，尿沉渣可找到致病菌，细菌培养阳性。

5. X线、超声检查　肾外形不清，有时可见输尿管上段和肾盂轻度扩张，合并结石、梗阻时有相应表现。

【检查项目】

1. 血常规，尿常规，肾功能等。

2. 尿涂片镜检细菌，尿细菌培养，菌落计数及药敏试验。

3. X 线、超声检查。

【诊断与鉴别诊断】 主要根据病史、症状和体征，实验室及影像学检查诊断，高龄、体弱患者机体反应较差，症状表现可不明显。本病应与肾周围炎、肾周围脓肿、胆道疾病、泌尿系结石、胰腺炎鉴别。

疾病	病史	疼痛部位	疼痛性质	体征	特点
肾周围炎和肾周围脓肿	泌尿系感染，全身、临近部位感染病史	腰部、上腹部疼痛	起病急，剧烈疼痛，伴寒战、高热	肾区、肋部饱满、肌肉痉挛，有压痛、叩击痛	血常规白细胞、中性粒细胞升高，白细胞尿，血、尿细菌培养阳性
急性胰腺炎	暴饮暴食史，可有胆道疾病史	上腹偏左，可向全腹漫延	持续性剧痛，向腰背部放散	上腹压痛，可有腹肌紧张	血尿淀粉酶值升高，白细胞总数增高
肾或输尿管结石	突然发病，反复发作可有尿中排石史	腰或下腹部	阵发性绞痛，向外阴部放射	肾区叩击痛、下腹压痛，无腹部肌卫反应	尿中有红细胞，X 线平片及尿路造影可见阳性结石影
胆石症或胆道感染	发病急，多有类似发作史，进油腻食物后发作或加重	右上腹部及剑突下	持续性疼痛，阵发性发作，向右肩部放射	莫菲征阳性，有时可扪及肿大的胆囊	白细胞计数升高，B 超可见胆囊内结石

【治疗】

1. 全身支持疗法 卧床休息，多饮水，补充液体，保持水电解质平衡，足够营养。

2. 应用抗菌药物 根据尿培养结果选用血、尿浓度高，肾毒性小的敏感药物，应用至体温正常，全身症状消失，细菌培养阴性后 2 周方可停药。

【注意事项】 急性肾盂肾炎应尽早治疗，并力求彻底。

前庭大腺炎

【定义】前庭大腺位于两侧大阴唇后部，腺管开口于小阴唇内侧靠近处女膜处，因解剖部位的特点，在性交、分娩或其他情况污染外阴部时，病原体侵入前庭大腺引起炎症称前庭大腺炎。病原体多为葡萄球菌、大肠杆菌、链球菌及肠球菌等。

【临床表现】多为一侧，急性期局部红肿、疼痛。有坠胀感，行走不便致大小便困难。常有发热，寒战者较少。炎症消失后，腺管口阻塞，腺内分泌液不能排出或脓液逐渐转为黏液而形成前庭大腺囊肿。

临床检查可发现大阴唇下 1/3 处有红肿硬块，触痛明显。如已发展为脓肿，多呈鸡蛋至苹果大小肿块，常为单侧性。肿块表面皮肤发红变薄，周围组织水肿，炎症严重时可向会阴部及对侧外阴部发展。局部触痛显著，有波动感，腹股沟淋巴结多肿大。

【检查项目】在前庭大腺开口处及尿道口、尿道旁腺各取分泌物涂片进行病原菌检查。

【诊断】根据病史、症状体征、病因学检查结果进行诊断。

【治疗】

1. 非手术治疗 急性期卧床休息。注意局部清洁，局部冷敷。应用抗生素时根据病情可口服、肌内注射或静脉滴注。可加用清热解毒中药局部热敷、坐浴或热疗法辅助治疗。

2. 手术治疗 脓肿形成后，行切开引流。一般在大阴唇内侧，作一半弧形切口排脓。亦可在外阴消毒后用 18 号针头从黏膜侧刺入脓腔，吸出脓液，针头留在原位，缓缓注入 20 万 ~40 万单位青霉素生理盐水。拔出针头后，用纱布或棉球压迫数分钟，防止药液漏出，并加外阴垫，用月经带固定。此法治疗后 24 小时内炎症多能消退，疼痛即可减轻，如疗效不显著，则再采取切开引流法。还可行前庭大腺囊肿择期造口术。

细菌性食物中毒

【定义】 细菌性食物中毒是指进食被细菌或细菌毒素污染的食物而引起的急性感染中毒性疾病。临床上可分为胃肠型与神经型两大类。发病时间因不同病原体而定,短则1~2小时,长则可达2~3日。

【临床表现】

1. 胃肠型食物中毒

2. 神经型食物中毒(肉毒杆菌中毒) 头痛、头晕、眩晕、视力模糊、复视、瞳孔散大、眼肌瘫痪、吞咽、咀嚼、发音困难、呼吸困难。患者神志清楚,知觉存在,体温正常,胃肠道症状轻。

【治疗】

1. 一般治疗 卧床休息,必要时床边隔离,及时补液,并做对症治疗。

2. 药物治疗 氧氟沙星或左氧氟沙星0.2克口服,每日3次。伴脱水者补液,纠正酸中毒或电解质失衡。

参考文献

[1] 张国春. 头孢噻肟钠与头孢他啶治疗感染性肺炎临床效益比较. 亚太传统医药,2013,9(8):166-167.

[2] 平明芳,吴鸣,张旭. 中西医结合治疗儿童社区获得性肺炎疗效观察. 浙江临床医学,2013,15(7):1018-1019.

[3] 张崇龙,周妹. 术后医院感染性肺炎的预防和治疗. 中国实用医药,2012,7(22):165-166.

[4] 廖彦慧,熊文婷. 2008~2012年急性细菌性痢疾病原菌与药敏结果及临床分析. 当代医学,2014,20(18):35-36.

[5] 张秀月,白杉. 2004~2012年沈阳市细菌性痢疾流行特征. 职业与健康,2014,16:2258-2260.

[6] 高秋菊,谢佳新,程可,等. 某部卫生学兵细菌性痢疾知识态度及相关因素调查研究. 中华疾病控制杂志,2014,18(8):726-728.

[7] 石雷．细菌性痢疾月发病率 ARIMA 季节模型预测分析．中国公共卫生，2014,30(9):1234-1235.

[8] 刘楠．科学家揭示气候改变引发的全球疟疾分布情况．中华预防医学杂志,2014,6:526.

[9] 周志玉．恶性疟疾22例护理体会．山西医药杂志,2014,43(9):1088-1090.

[10] 丰俊,夏志贵．2004-2013年中国疟疾发病情况及趋势分析．中国病原生物学杂志,2014,9(5):442-446.

[11] 高华,刘祁泪,范峻峰．万古霉素血谷浓度对金葡菌败血症患者预后的影响．药物与人,2014,27(6):66-67.

[12] 归崎峰．212例老年败血症临床分析．药物与人,2014,27(6):14.

[13] 容再光．败血症患者细菌耐药情况分析及用药对策．中国当代医药,2014,21(13):78-80.

[14] 吴晓飞．脓毒症的诊断和治疗．中华全科医学,2014,12(10):1538-1539.

[15] 顾益萍,唐和锋．小剂量糖皮质激素在脓毒血症患者治疗中的应用．中国基层医药,2014,7:1050-1051.

[16] 吕素燕,张丽．破伤风患者的护理工作要点．中国伤残医学,2014,22(12):217-218.

[17] 饶克飞,秦俊春,曹钰,等．破伤风免疫球蛋白在芦山地震伤员中的应用．重庆医学,2014,43(17):2189-2190.

[18] 李斌．破伤风防治过程中的外科问题．中国实用医药,2014,12:112-113.

[19] 王丽萍,裴泽军,陈鹏．临床药师参与糖尿病合并气性坏疽患者个体化治疗的实践．中国医院用药评价与分析,2013,12:1137-1139.

[20] 刘勇,贾蓓,黄文祥．地震后8例气性坏疽病例分析．中国急救复苏与灾害医学杂志,2013,7:668-669.

[21] 尹志改．开放性创伤并发气性坏疽患者的创面治疗进展．中华医院感染学杂志,2013,23(1):239-240.

[22] 沈敏,顾建芬,董钰英．急性乳腺炎患者乳腺脓汁细菌分布和耐药性分析．中华全科医师杂志,2014,7:594-596.

[23] 王婷,吕钢,甘霖,等．中西药联合治疗急性乳腺炎的Meta分析．重庆医学,2014,43(14)1781-1784.

[24] 王晓磊．中西医结合治疗急性阑尾炎临床观察．中国中医急症,2014,23(6):1161-1162.

[25] 徐胜勇,于学忠,李毅,等．抗生素和急性阑尾炎预后相关性分析．临床

急诊杂志,2014,5:245-248.

[26] 王旗,王甲鹏.急性阑尾炎的诊断进展对外科治疗的指导价值.中国伤残医学,2014,22(2):74-75.

[27] 丁丽,罗晓华.老年妇女尿路感染的病原菌培养及耐药性检测.现代预防医学,2014,41(9):1673-1675.

[28] 伍娟英,张斌,姜熙,等.329例尿路感染常见细菌分布及耐药性分析.检验医学与临床,2014,11(9):1244-1245.

[29] 段为民.中西医结合治疗急性细菌性前列腺炎临床观察.河北中医,2012,34(6):888-889.

[30] 崔明花.急性细菌性前列腺炎三种药物治疗方案的成本-效果分析.吉林医学,2007,28(13):1479-1480.

[31] 谢建明.中西医结合治疗急性附睾炎的疗效观察.光明中医,2014,6:1268-1269.

[32] 刘绍虔.急性附睾炎手术及非手术治疗体会.中国实用医刊,2014,41(7):65-67.

[33] 张雄伟,吴汉潮,陈强文,等.急性附睾炎的诊断与手术治疗探讨.中华临床医师杂志(电子版),2012,6(5):193-194.

[34] 张涛,金讯波.急性睾丸炎的诊治.中国临床医生,2010,3:3-6.

[35] 杜艳霞.急性肾盂肾炎伴发热患者的护理体会.临床合理用药杂志,2013,6(13):162-163.

[36] 陈锐.急性肾盂肾炎临床路径.中国社区医师,2012,28(46)17.

[37] 王俊敏.系统健康教育在中西医结合治疗前庭大腺炎患者中的应用效果观察.当代护士:专科版(下旬刊),2014,6:167-169.

[38] 盛夏.中西医结合治疗前庭大腺炎.中外女性健康,2013,2:142.

[39] 曹智,朱晓倩.谨防夏季细菌性食物中毒.农村经济与科技:农业产业化,2014,5:58.

[40] 博恩.细菌性食物中毒重在预防.食品与健康,2014,4:24-25.

动、植物所致疾病的诊疗与防范

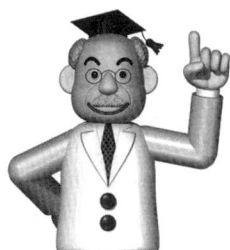

阿米巴病

【定义】阿米巴病是由溶组织内阿米巴引起的一种人兽共患寄生虫病。潜伏期大多在 3 周以上。

【临床表现】

1. 普通型 主要表现为大便习惯的改变，腹部不适，大便稀薄；时有腹泻，每日数次；有时便秘、腹胀，轻中度腹绞痛。典型阿米巴痢疾大便腥臭，暗红色果酱样便，少见全身症状。

2. 暴发型 半数以上起病突然，高热，剧烈肠绞痛，伴里急后重，大便多达十多次，呈黏液血性或血水样便，并有呕吐、脱水、虚脱。

3. 并发症

（1）肠道并发症 肠出血、肠穿孔、阑尾炎、阿米巴瘤、肉芽肿、纤维性狭窄。

（2）肠外并发症 肝脓肿最常见并易于导致胸部并发症。

【检查项目】

1. 血常规 急性期白细胞总数中度增多，有继发感染时更多。病程较长时白细胞计数大多接近正常或减少，贫血较明显，血沉增快。

2. 粪便检查 大便呈暗红色，有粪质，带血、脓或黏液，腥臭。

3. 乙状结肠镜检查 乙状结肠镜检查在粪检阴性时有很大诊断价值。溃疡常较表浅，覆有黄色脓液。溃疡边缘略突出，稍见充血，从溃疡面刮取材料作显微镜检查，有较大几率发现病原体。

4. 腹部超声 可见阿米巴肝脓肿病灶。

【诊断】

1. 从新鲜粪便标本中查到吞噬有红细胞的滋养体，或从肠壁活检组织中查到滋养体是本病确诊的可靠依据。

2. 从粪便标本中仅查到 1 ~ 4 个核包囊或肠腔型滋养体时，应根据流行病学史、血清抗体检测、粪抗原检测或 PCR 检测证实感染虫株确属溶组织内阿米巴后，方可确诊。否则必须寻找引起腹泻的其他原因。

3. 在有症状患者的血清中若能查到高滴度的阿米巴抗体，亦是本病诊断的有力证据。

【鉴别诊断】应与细菌性痢疾，还有肠结核、血吸虫病、结肠炎、结肠癌及其他肠道原虫感染等与其他原因引起的肠道疾病相鉴别。

【治疗】

1. 一般治疗 休息，进食半流质少渣高蛋白饮食。

2. 病原治疗 甲硝唑适用于肠内肠外各型的阿米巴病，剂量为600～800毫克，口服，每天3次，连服5～10日；儿童为每日50毫克/千克，分3次服，连续7日。服药期间偶有恶心、腹痛、头昏、心慌，不需特殊处理。

【预后】肠阿米巴病经及时治疗预后良好，如并发肠出血、肠穿孔和弥漫性腹腔炎以及有肝、肺、脑部转移性脓肿者预后差。

丘疹性荨麻疹

【定义】丘疹性荨麻疹又称荨麻疹性苔藓、婴儿苔藓。丘疹性麻疹是婴幼儿及儿童常见的过敏性皮肤病，但成人也可患此病。往往同一家庭中几人同时发病。春秋季节发生较多。本病是一个以症状特点而命名的疾病，实际上本病即为虫咬皮炎，是由蚊子、臭虫、蚤、虱、螨、蠓等叮咬后引起的过敏反应。

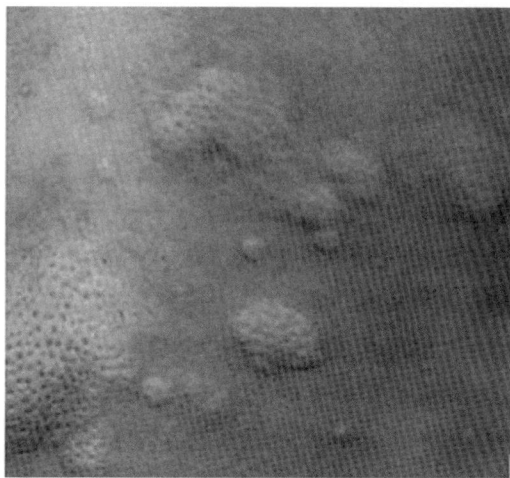

丘疹性荨麻疹

【临床表现】

1. 皮损多发于躯干，四肢伸侧。群集或散在。

2. 为绿豆至花生米大小略带纺锤形的红色风团样损害，顶端常有小水疱，有的发生后不久便成为半球形隆起的紧张性大水疱，内容清，周围无红晕。呈皮肤色或淡红色或淡褐色，有的皮疹为较硬的栗粒大丘疹，搔抓后呈风团样肿大。新旧皮疹常同时存在。

3. 表现因人而异，轻者只出现针尖至针帽大小的红斑疹或瘀点，毫无自觉症状；重者则出现水肿性红斑、丘疹、风团，自觉瘙痒。

4. 一般幼儿患者红肿显著，并有大疱，常有剧痒而影响睡眠。搔抓可引起继发感染。皮疹经1~2周消退，留下暂时性的色素沉着，但有新疹可陆续发生使病程迁延较久。婴幼儿面部、手背或阴茎等部位被蚊虫叮咬后常出现血管性水肿。常复发。

5. 一般无全身症状。局部淋巴结不肿大。

【诊断】 主要根据临床表现特点做出诊断。

【鉴别诊断】

1. 丘疹性荨麻疹与荨麻疹鉴别 前者不是单纯风团，而是混合性损害，即风团丘疹或风团水疱。

2. 丘疹性荨麻疹与水痘鉴别 后者好发于躯干，四肢近侧及头面部，口腔黏膜常常被累及，损害未见风团样皮疹，更无张力性水疱发，患者往往有低烧等全身症状，传播途径主要是呼吸道飞沫或直接接触传染，也可接触污染的用物间接传染。

【治疗】

1. 一般治疗 瘙痒明显可口服抗组胺药。口服维生素C 100毫克，每日3次；依巴斯丁10毫克，每晚1次；可外用1%薄荷炉甘石洗剂或1%薄荷霜（儿童要注意药物的刺激）及糖皮质激素霜可止痒消炎。

2. 中成药 可服用防风通圣丸，每日2次，每次1丸，温水冲服。荆防汤或麻黄连翘赤小豆汤。

【预防】 讲究个人及环境卫生，消灭跳蚤、螨、臭虫等动物，注意避免食用可疑食物。

荨麻疹

【定义】荨麻疹，俗称"风团"，是因为皮肤、黏膜小血管反应性扩张及渗透性增加而产生的一种局限性水肿反应。常见病因为：饮食，如鱼虾、蟹、蛋、草莓、番茄等；用药，如青霉素、血清制剂、疫苗、磺胺等；病毒、细菌、真菌、寄生虫感染；冷、热、日光、压力及摩擦等物理因素；接触动物与植物等。以上诱因可导致Ⅰ型变态反应，少数为Ⅱ型变态反应或Ⅲ型变态反应，还可使补体激活或直接刺激肥大细胞释放组胺、激肽等引起。

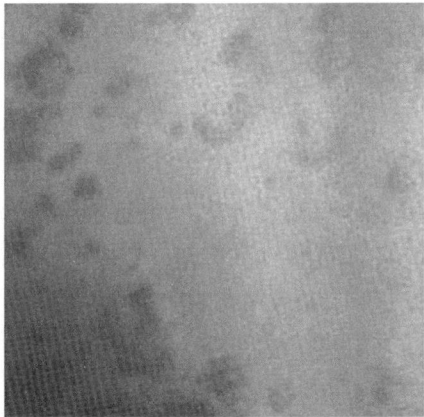

荨麻疹

【临床表现】

1. 皮肤发痒，出现大小不等，形态各异的风团，风团呈苍白色。数小时内水肿减轻，风团变为红斑而逐渐消失。风团持续时间一般不超过24小时，但可反复发生。

2. 严重者可出现恶心、呕吐、心慌、腹痛、喉头水肿等全身症状。还有特殊类型荨麻疹，如皮肤划痕症、寒冷性荨麻疹、日光性荨麻疹、压迫性荨麻疹等。

【鉴别诊断】本病需与荨麻疹性血管炎鉴别，后者瘙痒不明显，皮损处疼痛，持续数日，消退后遗留紫癜、鳞屑和色素沉着。伴腹痛、腹泻者，应与急腹症及胃肠炎鉴别。

【治疗】

1. 可选用氯雷他定、西替利嗪、咪唑斯汀等抗组胺药，10 毫克/次，1 次/日，通常以 2~3 种抗组胺药合用。

2. 维生素 C 及钙剂可降低血管通透性。

3. 伴有休克或喉头水肿及呼吸困难者，立即皮下注射 0.1% 肾上腺素 0.5 毫升，同时可用地塞米松 10 毫克或氢化可的松 200~400 毫克及维生素 C 加入 500 毫升 5%~10% 葡萄糖注射液中静脉滴注，伴有支气管痉挛者可用氨茶碱 0.25 克加入 5%~10% 葡萄糖注射液中缓慢静脉滴注。

4. 外用制剂可选用炉甘石洗剂、锌氧洗剂、苯海拉明霜等。

【预防】 避免接触易导致过敏的物品、食品，如花粉、尘螨、油漆、鱼虾等。

刺胞动物伤害

【定义】 刺胞动物包括沙蜇、海蜇（水母）、纵条矶海葵、佳美羽螅、棍螅、中胚花筒螅等。其吸口周围的触手和丝状体内的刺丝囊含有毒液，毒液的成分包括类蛋白、肽类、强麻醉剂、5-羟色胺、四氨铬物、致痛剂、组胺等。毒液接触人体后，可引起皮炎，甚至全身反应。海蜇皮炎（亦称水母皮炎）仅是刺胞皮炎的一种。

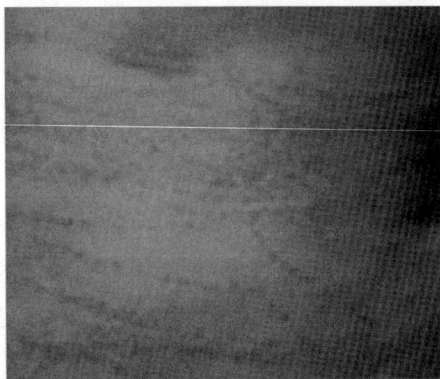

海蜇蜇伤

【临床表现】

1. 被蜇部位常突然发生刺痛、灼痛或刺痒，呈一过性或持续数分钟至数十分钟，系刺丝穿入皮肤时的机械性刺激和注入皮内的毒液引起的化学性刺激所致。

2. 刺痛发生后半分钟内在蜇伤处出现丘疹、红斑或风团样损害，半小时至 1 小时后皮疹略有消退。

3. 重型皮疹在伤处逐渐形成丘疱疹或水疱、大疱、渗液，可有瘀点、瘀斑。

4. 皮损呈线状、斑片状或不规则的地图状，经 1～2 周结痂或脱痂，愈后留有色素沉着。

5. 当全身多处被蜇伤或被大型水母及毒性强的水母蜇伤后，常在 1～4 小时内出现畏寒、发热、腹痛、恶心、呕吐、肌痛、倦怠、冷汗等临床表现。

6. 少数出现胸闷、口吐白沫、血压下降、呼吸困难、肺水肿，严重者可致死亡。

【诊断】

1. 在下海及与刺胞动物接触后若突然发生不明原因的刺痛和瘙痒，出现水肿性红斑、丘疹或风团、水疱等损害，呈条状或片状分布，需考虑有本病的可能。

2. 镜检刺胞，被蜇后皮肤表面常残留大量的刺胞。刺胞可因洗涤或磨擦而破坏，应尽早用透明胶纸粘取后，置于显微镜下观察，常可发现刺胞。

3. 水母蜇伤后血中可出现抗水母毒素的免疫球蛋白，通常表现为 IgE（ELISA 法）值增高。

【治疗】

1. 发现刺胞皮炎后要尽早治疗，清除刺丝囊。用 5% 食醋、1% 稀氨溶液（氨水）或 10% 碳酸氢钠清洗。需注意不要用淡水或乙醇冲洗，以免刺丝囊排毒液入血而加重病情。肢体近端结扎。

2. 皮疹可用收敛剂，消炎止痒。可用饱和的明矾水湿敷患处，20 分钟后局部涂搽哈西奈德液以破坏刺胞毒素。

3. 疼痛明显者用盐酸依米替丁或利多卡因局部封闭，或在伤面近心端皮下注射 1% 盐酸吐根碱 3 毫升。

4. 对皮损面积大、全身反应严重者要及时给予抗组胺药和皮质类固醇，并给予输液、利尿以加快毒素的排泄，以及对症治疗呼吸困难、过敏性休克等。

【预防】

1. 进行宣传教育，加强个人防护，绝不能用手直接抓取或捞取捕捞的海产物。

2. 海水浴者要选择洁净的海水区，在浴场架设严密的网具以防水母进入，并备有一定的急救设施。

蛇咬伤

【定义】 蛇咬伤是指被蛇牙咬入了皮肤，特别是指被通过蛇牙或在蛇牙附近分泌毒液的蛇咬入后所造成的一个伤口，分为无毒蛇咬伤和毒蛇咬伤。

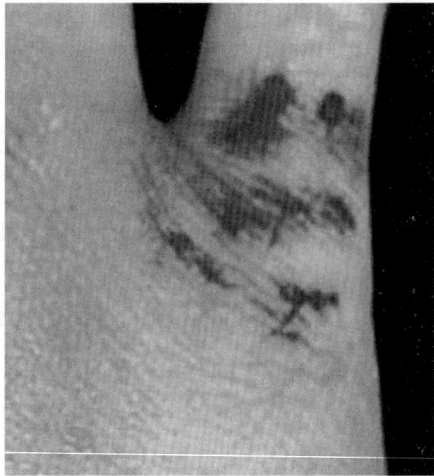

蛇咬伤伤口

毒蛇大致可分成三大类：

1. 以神经毒为主的毒蛇 有金环蛇、银环蛇、海蛇等，毒液主要作用于神经系统，引起肌肉麻痹和呼吸麻痹。

2. 以血液毒为主的毒蛇 有竹叶青、蝰蛇和龟壳花蛇等，毒液主要影响血液及循环系统，引起溶血、出血、凝血及心脏衰竭。

3. 兼有神经毒和血液毒的毒蛇　有蝮蛇、大眼镜蛇和眼镜蛇等，其毒液具有神经毒和血液毒的两种特性。

蛇毒可分为两大类：

1. 神经毒素　对中枢、周围神经、神经肌肉传导功能等产生损害作用，可引起惊厥、瘫痪和呼吸麻痹。

2. 血液毒素　对心血管和血液系统造成损害，引起心律失常、循环衰竭、溶血和出血。由于蛇毒中的磷脂酶 A 和机体释放的组胺、5－羟色胺、缓激肽等引起局部血管壁通透性增加，血浆外渗，产生明显的水肿。

【临床表现】

1. 局部症状　局部伤处疼痛，肿胀蔓延迅速，淋巴结肿大，皮肤出现血疱、瘀斑和局部组织坏死。

2. 中毒症状

（1）神经毒致伤的表现　伤口局部出现麻木，知觉丧失，或仅有轻微痒感。伤口红肿不明显，出血不多。咬伤后半小时后感觉头昏、嗜睡、恶心、呕吐及乏力。重者出现吞咽困难、声嘶、失语、眼睑下垂及复视。最后可出现呼吸困难、血压下降及休克，病人可迅速死亡。神经毒吸收快，危险性大，又因局部症状轻，常被人忽略。伤后的第 1~2 天为危险期，一旦渡过此期，症状就能很快好转，而且治愈后不留任何后遗症。

（2）血液毒致伤的表现　咬伤的局部迅速肿胀，并不断向近侧发展，伤口剧痛，流血不止。伤口周围的皮肤常伴有水泡或血泡，皮下瘀斑，组织坏死。严重时全身广泛性出血，如结膜下瘀血、鼻衄、呕血、咳血及尿血等。个别病人还会出现胸腔、腹腔出血及颅内出血，最后导致出血性休克。头晕、恶心、呕吐、腹泻、关节疼痛、高热等症状出现较早。

（3）混合毒致伤的表现　兼有神经毒及血液毒的症状。伤口类似血液毒致伤表现。全身症状类似神经毒致伤。此类伤员死亡原因仍以神经毒为主。

【实验室检查】一般病人可做血常规及尿常规检查。

严重的病人需进行心电图、心功酶、尿素氮、肝功能、肌酐、电解质等检查。

【鉴别诊断】

1. 无毒蛇咬伤　伤口可见到多个细而浅的齿痕，排列成椭圆形锯齿状，无明显局部肿痛和淋巴系统炎症反应，亦无全身症状，则多为无毒蛇。

2. 蜂蜇伤 为蜇伤后伤口局部红、肿、痛。有时可有发热、头痛等。对蜂毒过敏时可出现全身荨麻疹，过敏休克、喉头痉挛等，但局部无牙痕可见。结合受伤环境或病史可与毒蛇咬伤鉴别。

3. 蜈蚣咬伤 局部红、肿、痛，或局部淋巴管炎和组织坏死，全身可有发热、头痛、恶心、呕吐等，或有过敏休克等发生。无局部牙痕，可与毒蛇咬伤相区别。

4. 蝎子蜇伤 局部疼痛，无红肿，被大蝎蜇伤后，表现为呼吸加快、流涎、出汗。全身疼痛，口及舌肌强直，累及心肌则发生低血压、肺水肿等，主要根据局部无牙痕和受伤环境，不难和毒蛇咬伤相鉴别。

【治疗】

1. 阻止毒液吸收 被咬伤后，蛇毒在 3 ~ 5 分钟内就迅速进入体内，应尽早的采取有效措施，防止毒液的吸收。

（1）**绑扎法** 在被毒蛇咬伤后，立即用布条类、手巾或绷带等物，在伤肢近侧 5 ~ 10 公分处或在伤指（趾）根部予以绑扎，以减少静脉及淋巴液回流，暂时阻止蛇毒的吸收。每隔 20 分钟松绑一次，每次 1 ~ 2 分钟，以防止肢瘀血及组织坏死。待伤口得到彻底清创处理和服用蛇药片 3 ~ 4 小时后方可解除绑带。

（2）**冰敷法** 在绑扎的同时用冰块敷于伤肢，也可将伤肢或伤指浸入 4 ~ 7℃的冷水中，3 ~ 4 小时后再改用冰袋冷敷，持续 24 ~ 36 小时即可。

（3）**伤肢制动** 受伤后走动需缓慢以减少毒素的吸收，将伤肢临时制动后放于低位并保持病人安静。

2. 促进蛇毒的排出及破坏 可用嘴、吸乳器、火罐等方法。伤口较深并有污染者应彻底清创。消毒后以牙痕为中心，将伤口作"＋"或"＋＋"形切开，使残存的蛇毒流出。还可用各种药物作局部的湿敷（30% 盐水或明矾水）或冲洗（1∶5000 的高锰酸钾溶液及 5% ~ 10% 的盐水）。用生理盐水 2 ~ 4 毫升溶解胰蛋白酶后，在伤口基底层及周围进行注射，12 ~ 24 小时后可重复注射。注射呋塞米、托拉塞米或甘露醇等，可加速蛇毒从泌尿系的排出。

3. 抑制蛇毒作用

（1）各种蛇药片

南通蛇药片（又称季德胜蛇药片），伤后应立即服 20 片，以后每隔 6 小时服 10 片，持续到中毒症状明显减轻为止。同时将药片加温开水调成糊状，涂在伤口的周围及肢体胀肿的上端 3 ~ 4 厘米处。

广州蛇药片(何晓生蛇药片)，伤后立即服 5 片，以后每 3 小时服 5 片，重症者药量加倍。

上海蛇药片主治蝮蛇咬伤，蛇三满蛇药片主治金环蛇和银环蛇咬伤。

（2）中草药

新鲜半边莲（全草）30 ~ 60 克，捣烂后取其汁内服，有解毒和利尿排毒作用。

新鲜乌嫩芽 30 克，捣烂取汁内服，药渣外敷，可预防蛇毒攻心。

3. 血清治疗　抗蝮蛇毒血清、抗眼镜蛇毒血清、抗五步蛇毒血清和抗银环蛇毒血清等，使用抗蛇毒血清之前应先作皮肤过敏试验，阴性者方可注射。

4. 全身支持疗法　积极的全身治疗，保护主要脏器的功能，抗感染，预防破伤风等。

【注意事项】

1. 抗蛇毒血清用前需做过敏试验，阳性者采用脱敏注射法。
2. 积极救治出血倾向、休克、肾功能不全、呼吸麻痹等。

【预防】野外进入草丛前，应先用棍棒驱赶毒蛇，在深山丛林中作业与执勤时，要随时注意观察周围情况，及时排除隐患，应穿好长袖上衣，长裤及鞋袜。遇到毒蛇时不要惊慌失措，应采用左、右拐弯的走动来躲避追赶的毒蛇，或是站在原处，面向毒蛇，注意来势左右避开，寻找机会拾起树枝自卫。四肢涂擦防蛇药液及口眼蛇伤解毒片，均能起到预防蛇伤的作用。

兽咬伤

【定义】常见宠物、家畜、野兽均可以咬伤人体，以犬、猪、马、猫、鼠咬伤多见，引起机体组织挫裂损伤、伤口病原菌污染和感染等症状。一般的咬伤所继发的感染，病菌是金黄色葡萄球菌、溶血性链球菌、大肠杆菌、拟杆菌、破伤风梭菌等；严重的是狂犬病病毒，由患狂犬病的犬、猫或狼等咬伤或抓伤带入人体组织。

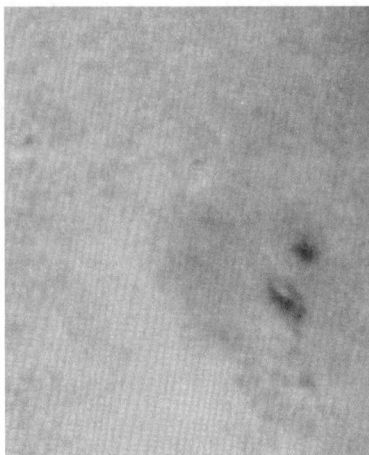

犬咬伤伤口

【临床表现】

1. 组织、器官损伤表现

2. 狂犬病　自咬伤至发病可有 10 天到数年的潜伏期，可由声、光等因素诱发，起病初期伤口周围麻木、疼痛，渐渐扩散到整个肢体；发热、烦躁、易兴奋、乏力、吞咽困难、恐水以及咽喉痉挛、伴流涎、多汗、心率快；最后肌瘫痪、昏迷、循环衰竭而死亡。

3. 猫爪病　儿童、青少年多见，秋冬季好发。表现为皮肤丘疱疹、发热以及最常见的局部淋巴结肿大，多在 1 ~ 8 厘米不等。

【检查项目】

1. 体格检查。

2. 血生化检查。

3. 脑脊液化验或淋巴结活检。

4. 血清学检查巴尔通抗体滴度确诊猫抓病。

【治疗】

1. 急救措施　咬伤后应立即处理伤口。先用等渗盐水反复冲洗，用干纱布蘸干净伤口，以 70% 乙醇或碘伏消毒周围皮肤。较深的伤口需用 3% 过氧化氢冲洗，必要时稍扩大伤口，不予缝合，以利引流。此外，注射破伤风抗毒素 1500 单位，并开始用抗菌药如青霉素、甲硝唑等。

2. 狂犬病　密切观察伤人的犬兽，加以隔离，若存活 10 日以上，可排除狂犬病；狂犬病免疫球蛋白 RI 克 20 单位/千克作伤口浸润注射，狂犬疫苗主动免疫在伤后第 1、3、7、14、28 天各肌内注射 1 剂，共注射 5 剂。

3. 猫抓病　病程常为自限性，若有全身反应的用多西环素或利福平口服，庆大霉素静脉滴注。

【预防】必须密切观察伤人的犬或猫，判别是否患有狂犬病。疯犬、疯猫除了乱咬人和其他动物，常表现低头垂尾、漫无目标地乱窜、不能正常地转头弯身、叫声低嘶等，应及时隔离（暂不处死）。死后可行病理检查、动物接种或免疫学检查以确定诊断。若动物存活 2 周以上，可排除狂犬病。肯定或高度怀疑为疯犬、疯猫伤害的病人，应接受免疫治疗。先是被动免疫，在伤口周围注射狂犬病免疫球蛋白。

毒蜘蛛咬伤

【定义】常见毒蛛有真蛛目、球腹科的致命红斑蛛（又名黑寡妇蛛）和棕色毒蛛，均喜栖于山野岩隙、树叉、墙角暗处。其口内有坚硬上腭与毒腺相通，毒液中含有蛛毒溶血素和类似神经毒素的毒蛋白。

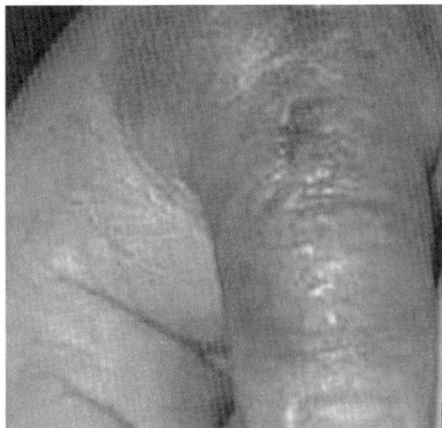

蜘蛛哲伤伤口

【临床表现】

1. 局部症状　当人被蜘蛛蜇伤后，其注入毒汁常在数分钟内引起局部疼痛。

伤处会发生肿胀、肤色变白、瘀斑、红斑、丘疹、肿胀、水疱等，局部坏死。

2. 全身反应 软弱无力、头晕、流涎、恶心、呕吐、腹肌痉挛、双足麻木刺痛感。严重时可出现畏寒，发热，盗汗，胸、背、腹、腿处肌肉痉挛。严重者呼吸困唯、神经反射迟钝、神志不清、惊厥、谵妄、血压先升后降、昏迷、休克，甚至死亡。

【诊断】

1. 毒蜘蛛咬伤局部红点肿胀明显，或有水肿、瘀斑、风团、水疱、麻疹样皮损以及溃疡、坏死。

2. 自觉刺痛、灼热，严重时可伴恶寒发热、恶心呕吐、烦躁不安、头痛、腹泻等中毒症状。"黑寡妇"毒蜘蛛蜇伤常引起高热、痉挛性疼痛、肌肉僵硬、关节疼痛、足跟烧灼感及血尿、紫癜，病人可在短期内死亡。

【治疗】

1. 尽快在咬伤的近心端缚扎，每 15～20 分钟放松约 1 分钟，止血带结扎总时间不得超过 2 小时。若为躯体部位被咬伤，可用 0.5% 普鲁卡因作环形封闭，同时要扩大伤口，抽吸毒液，然后用石炭酸烧灼，伤口周围可用南通蛇药或草药半边莲敷贴。挤出、吸出毒汁或扩创排毒，切开局部咬伤皮肤，必要时可切除皮损，深达筋膜，可再行厚皮片移植术。尽快到医院治疗。

2. 内服季德胜蛇药、南通蛇药片、解毒消炎丸、安宫牛黄丸等。

3. 用 1∶5000 高锰酸钾溶液冲洗后，再外涂氨水、碘酊或季德胜蛇药、南通蛇药片，凉开水调敷，或鲜蒲公英捣烂外敷。可使用甲基硫酸新斯的明解除肌肉痉挛或局麻醉药局部止痛。

4. 静脉滴注葡萄糖盐水，可加速毒物的排泄，注射前应静脉推注 10% 葡萄糖酸钙 10 毫升，同时还可对症治疗，如镇痛、镇静、缓解肌肉痉挛等。

【预防】搞好环境卫生，保持室内的通风干燥。若要去山区树林工作应穿长袖衣衫，扎紧袖口、裤腿，戴上手套，必要时随身携带急救药品。尽量避开可疑有毒的蜘蛛。

蝎子蜇伤

【定义】蝎子的尾端呈囊状，长有一根与毒腺相通的钩形毒刺，蝎毒内含毒性蛋白，主要有神经毒素、溶血毒素、出血毒素以及使心脏和血管收缩的毒素等。当毒刺蜇人时可将毒液注入人体引起中毒症状。

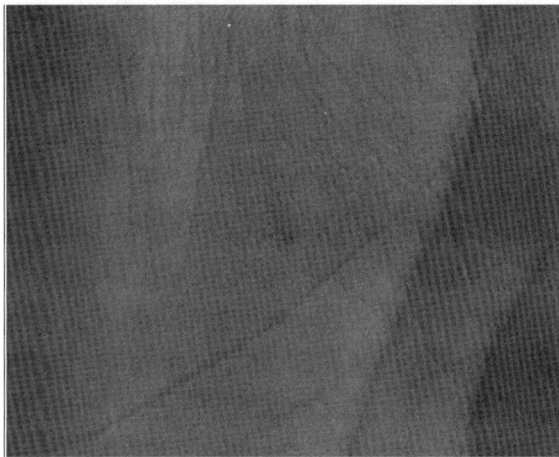

蝎子蜇伤伤口

【临床表现】

1. 局部红肿，有烧灼痛，中心可见蜇伤痕迹。轻者一般无全身症状。

2. 剧毒类蝎子蜇伤后，则可出现如头晕、头痛、嗜睡、流涎、畏光、流泪、恶心呕吐、口与舌肌强直、大汗淋漓、呼吸急促、血压升高、脉搏细弱和肌肉痉挛等全身中毒症状。

3. 严重者多可发生鼻、肺或胃肠出血及肺水肿、惊厥、昏迷，甚至呼吸、循环衰竭而危及生命。

【治疗】

1. 立即拔出毒刺，在蜇伤上方（近心端）约2~3厘米处，用布条或绳子将其肢体扎紧，用手自伤口周围向伤口处用力挤压，使含有毒素的血液由伤口挤出；或用吸奶器、拔火罐等吸取毒液；若救治者口腔黏膜无破损，也可用口吸出毒液；必要时切开伤口，抽取毒液。捆扎肢体的布带每15分钟要放松1~2分钟。伤口周围可用冰敷或冷水湿敷，以减少毒素的吸收和扩散。

2. 用石灰水上清液、3%氨水、5%苏打水或0.1%高锰酸钾液等任何一种碱性溶液清洗并冷敷伤口。

3. 伤口周围可涂擦南通蛇药。中毒严重者及幼儿应可用10%葡萄糖酸钙10毫升静脉注射及10%水合氯醛15~20毫升灌肠，或用氯丙嗪等镇静剂止痉挛。有条件可注射特效抗蝎毒血清，必要时可用肾上腺皮质激素治疗。

【预防】夏季预防蝎子应搞好室内外卫生，清除砖瓦、石块、草叶等，夜间外出应用电筒照明，不要用手接触墙面，以免蜇伤，如有蜇伤，用基本处理方法后，请及时去医院就诊，以免产生严重后果。

蜂蜇伤

【定义】蜂属于昆虫纲，膜翅目。蜂的种类很多，常见的蜇人蜂有胡蜂（亦称黄蜂或马蜂）、蜜蜂、蚁蜂、细腰蜂及丸蜂等。蜂尾均有刺器和毒腺。黄蜂常巢穴栖居于山林树丛中、山洞里或家庭居室窗外房檐下，喜群居，往往集体飞翔，如在有蜂栖息的山区树林中行走、劳动或弄蜂巢时，黄蜂常蜂拥而上，蜇伤露出部位的皮肤。

蜂蜇伤是指蜂尾部毒刺蜇入皮肤后，其毒汁引起的局部皮肤明显症状或全身反应。蜂尾的毒刺和蜂体后数节的毒腺相通，蜂蜇人时毒刺刺入皮肤，随即将毒汁注入皮肤内。根据蜂种类的不同，其毒汁的成分也不完全一样，如蜜蜂分泌的毒汁有两种：一种是由大分泌腺分泌的酸性毒汁，主要成分为蚁酸、盐酸、正磷酸等；另一种是由小分泌腺分泌的碱性毒汁，含有神经毒。以上这两种毒汁均含有介质和抗原性物质。据测蜜蜂毒汁中含有组胺。黄蜂的毒汁毒性更强，除含有组胺外，还含有 5 - 羟色胺、胆碱酯酶、缓激肽、透明质酸酶和蚁酸，故刺入皮肤后释放出的毒汁可引起严重的全身变态反应。

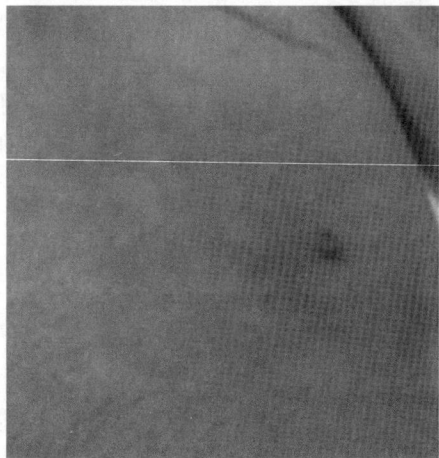

蜂蜇伤伤口

【临床表现】

1. 被蜂刺蜇后，皮肤局部出现显著的烧灼感或痛痒感，周围潮红肿胀，中央常有一个刺蜇所致的瘀点，较重者形成水疱和大疱。

2. 少数可伴全身中毒现象，受蜇皮肤立刻红肿、疼痛，甚至出现瘀点和皮肤坏死；眼睛被蜇时疼痛剧烈，流泪，红肿，可以发生角膜溃疡。全身症状有头晕、头痛、呕吐、腹痛、腹泻、烦躁不安、血压升高等，以上症状一般在数小时至数天内消失；严重者可有嗜睡、全身水肿、少尿、昏迷、溶血、心肌炎、肝炎、急性肾功能衰竭和休克。

3. 部分对蜂毒过敏者可表现为荨麻疹、过敏性休克甚至死亡。

【诊断】根据有蜂蜇史，局部疼痛及明显的肿胀症状，一般不难诊断。

【治疗】

1. 蜇伤后要首先检查患处有无毒刺折断留在皮内，可用镊子拔出断刺，然后用吸奶器或拔火罐将毒汁吸出。蜜蜂蜇伤后毒刺易折断在皮内，其他蜂蜇伤一般不折断毒刺。

2. 局部外搽 10% 氨水或虫咬皮炎药水，也可用 5% ~ 10% 碳酸氢钠溶液冷湿敷可减轻疼痛，或用季德胜蛇药片开水化开调成稀糊状涂于皮损处。民用间鲜马齿苋或鲜夏枯草捣烂敷在患处，有较好的消炎止痛作用。

3. 若疼痛明显，取 1% 盐酸吐根碱水溶液 3 毫升，加 2% 利多卡因在蜇伤近端或周围皮下注射，可很快止痛消肿。

4. 如出现全身反应或明显的皮肤红肿、水疱时，可口服抗组胺药及皮质激素，也可服用季德胜蛇药片。

5. 若出现心悸、虚脱、呼吸困难或有休克症状时要及时组织抢救。

【预防】

1. 注意不要惊扰胡蜂，野外作业带帽子。

2. 庭院要经常修剪树木，翻松土壤，减少胡蜂筑巢的机会，房前屋后避免栽种多汁植物，减少胡蜂进入宅院的机会。

3. 不要在村庄附近养蜜蜂。

4. 不应在空旷地方摆放没有掩盖的糖类食物及饮品，以免胡蜂集结。

5. 化妆品内含的化学合成物质和气味往往模仿天然花香，容易招蜂，出行前不要饮酒、使用化妆品。

6. 胡蜂是色盲，零星几只蜂在身边飞舞骚扰时不必理会；蜜蜂停落在头上、肩上时，轻轻抖落即可，不要拍打。

7. 被蜂群攻击，应尽快用衣物包裹暴露部位，可蹲伏不动，不要迅速奔跑，更不要反复扑打。

8. 野外作业时应观察周边环境，避免惊扰蜂巢，在胡蜂分布密集区作业要穿深色长衣裤防护。

9. 野外调查时如遇见单飞的胡蜂在周围盘旋，表示你已接近它的警戒范围，绝不要挥赶或骚扰它，也不要近距离观察胡蜂，要尽快离开，以免它发出讯息招来群蜂攻击。

10. 在人类活动区附近发现胡蜂巢穴，没有完善的防护装备切勿自行摘巢，报告消防部门处理。野外作业人员应随身携带急救药品（如蛇药、息斯敏等）。

鳄鱼与鲨鱼伤害防范

【概述】鳄鱼大多生活在热带亚热带地区的河流，湖泊和多水的沼泽，也有的生活在靠近海岸的浅滩中。鳄鱼在受到侵犯或伤害的时候，才会袭击人类，正常情况下，是不会主动攻击人类的。

海洋中的鲨鱼都有能力捕食人类，但由于热带海域食物丰富，鲨鱼通常较为懦弱，易被惊走，尤其是击打它敏感的鼻子时。多数鲨鱼攻击人类的事件是因为人类闯入鲨鱼的领地而发生的。需要注意不要在黄昏或清晨游泳、不要在浑浊的水中游泳、在有未结疤的伤口时不要游泳、避开沙洲、海中的小丘和水下的陡坡、不要穿着色彩对比强烈的衣物、首饰及水中存在大量的鲨鱼天然猎物时游泳。应采用平稳有力的游泳动作。一旦被鲨鱼攻击，如果有可能应该反击。使用拳打、用脚踢、用刀捅、头撞等一切办法赶走鲨鱼。尤其是攻击鲨鱼敏感的眼睛及鼻子，使鲨鱼认识到它所面对的并不是普通的猎物。

鳄鱼伤害

国内野外环境很少有机会遇见鳄鱼。万一遇见鳄鱼可以迅速跑上岸，如果离鳄鱼很近，又离岸边较远，可以倒退着向岸上靠近，同时把能用得上的东西填进鳄鱼张开的嘴里。

鲨鱼伤害

【紧急自救方法】

1. 如果鲨鱼向你攻击，要发出尽可能大的声音。

2. 受到攻击的那儿一霎那要迅速抓住鲨鱼的吻部，或用手推开鲨鱼头，把手伸进位于头部两侧的鳃孔（注意：如果鲨鱼向水下游去一定要松手）。

3. 如有武器可用，下手要稳、准、狠。

4. 如被咬受外伤可参考后面讲的"外伤处理"。

【预防措施】

1. 如在水面看到鲨鱼的鱼鳍就应早点躲避。

2. 乘坐小船、艇时不要把手脚放在水里，更不要在鲨鱼出没的水里游泳。

3. 不要把尿液、粪便、呕吐物、人血等具有人类气息的排泄物和体液弄到水里。如果必要，一定要尽可能远的抛向小船行驶的相反方向。

4. 如果有大鱼上钩，要看是否是鲨鱼，如果是应尽早放弃。

海蛇伤害

【概述】 目前发现的海蛇约 50 种，都有剧毒。海蛇毒液为无色或淡黄色黏稠液体，毒性远远强于一般陆地蛇毒，属于最强的动物毒。海蛇毒性为神经毒，目前尚无血清可以解毒。

【临床表现】

1. 局部症状 咬伤瞬时疼痛，在被咬部位可见一对短浅如针头大小的毒牙痕，无红肿、出血，疼痛也不明显，不仔细检查容易被忽视，贻误急救时机。后有麻木感，伤口不红，不肿，不痛，牙痕较小，有时难以辨认。

2. 全身症状 在咬伤后 0.5~1 小时出现头晕、眼花、浑身酸软无力；咬伤后 3~5 小时，可见明显全身中毒症状。由于神经毒素的作用，全身肌肉呈松弛性瘫痪，肌张力减退，腱反射减弱或消失，口不能张、伸舌、吞咽、讲话及咳嗽等均感困难，眼睑下垂，视物模糊，面无表情；严重时可出现呼吸困难，唇、甲紫绀，眼球固定，瞳孔放大，深昏迷，甚至呼吸肌麻痹。并可有腮腺肿大、流涎、出汗。在肢体瘫痪前，有短时性腱反射亢进。由于横纹肌纤维被破坏而释放出大量肌红蛋白和钾离子，可出现肌红蛋白尿，可引起急性肾功能衰竭；钾离子入血导致高钾血症，引起心律失常，严重者心跳骤停。

【治疗】咬伤早期的现场急救和排毒、解毒处理直接关系到抢救治疗的成败。应立即排出伤口内毒液，阻止毒液吸收入血，及时注射抗蛇毒血清是最有效的急救措施。

1. 减少毒液吸收 毒蛇咬伤后（3~5分钟）应立即结扎伤口近心端以减慢血液和淋巴液的回流，可暂时减少机体对毒液的吸收，忌惊慌奔跑。结扎后每隔30分钟左右松解1~2分钟，以防止患肢淤血和组织坏死。结扎一直保留到入院得到有效治疗后方可解除。

2. 排出毒液 扎紧后，立即用清水、海水、盐水、肥皂水等，有条件可用2%高锰酸钾溶液、双氧水等冲洗伤口，冲洗量要大，时间要长。还可用拔火罐、吸乳器、电动吸引器等在伤口处吸引排毒。不提倡在伤口局部切开进行吮吸或机械吸引，切开伤口更容易加重伤口局部的感染，并促使毒素吸收入血。由于海蛇毒对热、酸、碱等较稳定，因此咬伤部位用冰敷、热敷、烧灼和醋涂抹均无效。

3. 抗毒处理 亦可用抗蛇毒血清试治，因海蛇毒目前无有效血清，只能作为一种急救不确定方法。使用抗蛇毒血清必须早期、足量、准确。可采用分段稀释滴注法，即先取抗蛇毒血清1毫升加地塞米松10毫克，稀释于10%葡萄糖注射液或0.9%生理盐水250毫升，以15滴/分钟的速度缓慢静脉滴注，若过20分钟无反应，再加入抗蛇毒血清所需剂量作静脉滴注；如有反应，可调节滴速进行脱敏疗法。此法可省去皮试步骤，为抢救争取时机，同时也避免了皮试中假阳性与假阴性的判断难题，具有过敏试验、治疗、脱敏的三重作用。

4. 其他急救措施 包括解蛇毒中成药、广谱抗生素、破伤风抗毒素、激素等药物治疗，以及补液、利尿、高浓度给氧等处理，必要时呼吸、循环、肝、肾功能监护、人工通气等。

鱼类伤害

【定义】热带沿海地区鱼类对人体可造成不同种类的伤害。主要包括毒鱼刺伤、食用毒鱼中毒、鱼类所致外伤。毒鱼刺伤多发生于夏秋季节，青年男性多见，多因赤脚下海及手工操作，故多伤及手足部位。

【临床表现】

1. 毒鱼刺伤

（1）局部症状　皮肤被刺伤引起出血、疼痛，可持续数小时。伤口周围发生广泛的红肿，时间稍久患处明显肿胀，皮肤变为黑紫色，并出现瘀斑，轻者 1 周左右可消退，重者要数周才能恢复。

（2）全身中毒症状　恶心、呕吐、腹泻、多汗、虚脱、心悸、抽搐、谵语、呼吸肌肉麻痹、死亡。

2. 食用毒鱼中毒　见前毒鱼中毒章节内容

3. 鱼类所致外伤

【诊断】　人在海水中接触到毒鱼时被其刺伤后伤口立即流血，并觉疼痛难忍，可持续数小时，之后伤口周围出现广泛性红肿似蜂窝织炎。

【治疗】

1. 彻底清除毒鱼刺，用弱碱性液体清洗伤口，抬高患处。

2. 用盐酸依米丁(吐根碱)注射液 1 毫升(0.03～0.06 克)在伤口近心端作皮下注射以缓解疼痛。

3. 防止继发感染。

4. 大量输液利尿以利排出毒素。

5. 口服、外敷季德胜蛇药清热解毒。

6. 有全身症状者对症处理。

7. 合并外伤者对症治疗。

疥疮

【定义】疥螨属真螨目，疥螨科，是一种永久性寄生螨类。疥疮是由寄生于人和哺乳动物的皮肤表皮层内疥螨引起的一种有剧烈瘙痒的顽固性、传染性皮肤病，有侵犯皮肤薄嫩部位特征，极易在集体或家庭中流行。可通过直接接触传播或者通过使用患者用过的物品等进行传播。

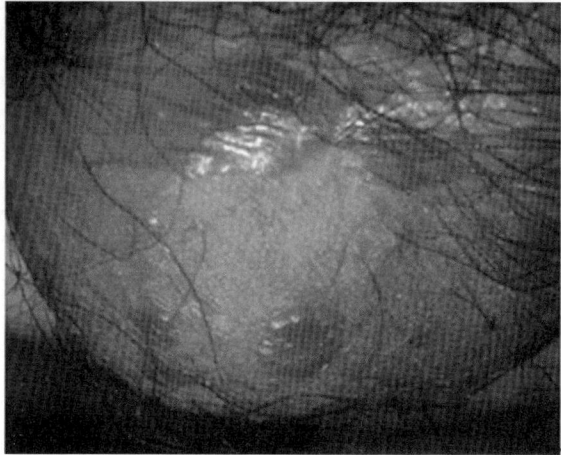

疥疮

【临床表现】

1. 疥疮皮疹好发于皮肤柔嫩处，如手指缝及其两侧、腕部屈侧、肘窝、下腹部、腹股沟、股内侧及外生殖器等部位，重者亦可累及其他部位，但一般不累及头、面部。

2. 婴幼儿掌、跖及足趾缝也常为疥螨活动之处，并可侵犯头、面部。

3. 基本损害为针头大小丘疹、丘疱疹及疱疹。疥疮皮疹早期近正常肤色，继而可呈微红色，但多无红晕。在丘疱疹或疱疹邻近有时可见疥虫在表皮内穿行的灰白或浅黑色线状隧道，长约数毫米，此为疥疮所特有的表现。

4. 瘙痒剧烈，尤以夜间为甚。偶可发生以大疱为主的大疱性疥疮；成年男性在阴囊、阴茎等处可出现淡红或红褐色，绿豆至黄豆大半球形炎性硬节－疥疮结节。

【实验室检查】

1. 选择早期皮疹，以蘸上矿物油的消毒手术刀刃轻刮皮疹6～7次，移至载玻片上，如此重复刮4～5个皮疹置同一玻片上，用显微镜检查疥虫或虫卵。

2. 也可选择新鲜水疱，用消毒针尖将水疱挑破，轻轻向两侧刮一下或在隧道一端的灰白色小点处轻挑出检查。

【诊断】 根据接触史及临床症状，不难作出诊断，若能找出疥螨，则可确诊。

【鉴别诊断】 确诊本病需与虱病、湿疹、寻常痒疹、皮肤瘙痒症、丘疹性荨麻疹相区别。

【治疗】

1. 家庭内成员或集体生活者同时治疗。

2. 治疗期间，每天烫洗所有衣服、寝具。热水和肥皂洗澡后，自颈以下，将10%硫磺软膏（婴幼儿用5%）遍搽全身，每天1次，连续3天为一疗程。

3. 阴囊等处疥疮结节，可外用糖皮质激素霜剂，或结节内注射醋酸氢化可的松混悬液，也可用液氮冷冻治疗。

4. 严重者可口服伊维菌素，这是一种半合成大环内酯类药物，200毫克/千克，单次口服。

【预防】注意个人卫生，"三勤"：勤洗澡、勤换衣、勤晒衣被。不与病人同居、握手，衣服不能和病人的放在一起。发现病人及时治疗，换下的衣服要煮沸灭虫，不能煮烫者用塑料包包扎1周后，待疥螨饿死后清洗。

蚂蟥叮咬伤

【定义】蚂蟥，又称水蛭，生活在水中，我国南方多于北方。在稻田、池塘、湖沼等处劳动、玩耍、游泳、洗澡会被蚂蟥咬伤，蚂蟥头部有一吸盘，当遇到人体的皮肤黏膜处如阴道、肛门、尿道之处，即钻进去吸血，同时分泌一种抗凝物质，阻碍血液凝固。它吸血时，很难自动放弃。

蚂蟥咬伤是因蚂蟥叮咬皮肤，损伤血络所致。以局部流血不止和轻微痒痛为主要表现的出血性疾病。蚂蟥侵入鼻孔、阴道等处后，亦以引起该处出血不止为主症。本病西医学称水蛭咬伤。

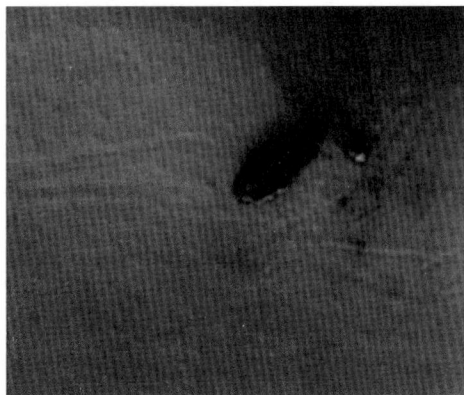

蚂蟥叮咬伤

51

【临床表现】 蚂蟥脱落后，被咬处除流血不止外，尚有水肿性丘疹、中心有瘀点。如蚂蟥进入上消化道、上呼吸道或尿道可有不明原因的吐血、咯血、咳嗽、气急、尿血等症状。

蚂蟥靠顶端的吸盘吸附在人体外露的皮肤上，同时咽部能分泌有抗凝血作用的液体，使伤口流血不止。局部可发生水肿性丘疹，中心有一瘀点，疼痛不明显，无全身症状。

【诊断】

1. 有在水蚂蟥或旱蚂蟥栖息处劳作、行走的经历。

2. 咬伤处（多发生于浸入水中的小腿、足背等处）常有不易止住的出血，自觉微痛、微痒。

3. 有时能找到吸附于体表的蚂蟥。

4. 蚂蟥脱落后，被咬处除流血不止外，尚有水肿性丘疹、中心有瘀点。

5. 如蚂蟥进入上消化道、上呼吸道或尿道可有不明原因的吐血、咯血、咳嗽、气急、尿血等症状。

【治疗】

1. 千万不要硬性将蚂蟥拔掉，因为越拉蚂蟥的吸盘吸得越紧，这样，一旦蚂蟥被拉断，其吸盘就会留在伤口内，容易引起感染、溃烂。

2. 可以在蚂蟥叮咬部位的上方轻轻拍打，使蚂蟥松开吸盘而掉落。也可以用烟油、食盐、浓醋、乙醇、辣椒粉、石灰等滴撒在虫体上，使其放松吸盘而自行脱落。

3. 蚂蟥掉落后，若伤口流血不止，可先用干净纱布压迫伤口 1~2 分钟，血止后再用 5% 碳酸氢钠溶液洗净伤口，涂上碘酊或龙胆紫液，用消毒纱布包扎。若再出血，可往伤口上撒一些云南白药或止血粉。

4. 蚂蟥掉落后，若伤口没出血，可用力将伤口内的污血挤出，用小苏打水或清水冲洗干净，再涂以碘酊或酒精、红汞进行消毒。

5. 若蚂蟥钻入鼻腔，可用蜂蜜滴鼻使之脱落。若不脱落，可取一盆清水，伤员屏气，将鼻孔侵入水中，不断搅动盆中之水、蚂蟥可被诱出。

6. 若蚂蟥侵入肛门、阴道、尿道等处，要仔细检查蚂蟥附着的部位，然后向虫体上滴食醋、蜂蜜、麻醉剂（如 2% 的利多卡因）。待虫体回缩后，再用镊子取出。

7. 护理

（1）心理护理放在重要位置，向患者说明蚂蟥咬伤无危险、无不良后果，解除思想顾虑。

（2）注意创口出血情况。加压包扎的松紧要适度。

【预防】野外作业时，不要赤足，皮肤外露部位涂上清凉油、肥皂，可防止蚂蟥的吸附。

蜱咬伤

【定义】蜱也叫壁虱，俗称草扒子、草别子、牛虱、草蜱虫。蛰伏在浅山丘陵的草丛、植物上，或寄宿于牲畜等动物皮毛间。不吸血时绿豆般大小，吸饱血液后，大的可达指甲大小。蜱虫叮咬导致的无形体病属于传染病，人对此病普遍易感。

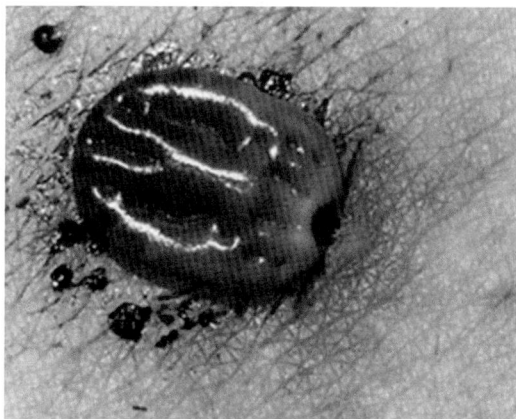

蜱咬伤

【临床表现】

1. 叮咬后24～48小时局部出现严重程度不同的炎症反应，轻者局部仅有红斑，中央有一虫咬的瘀点或瘀斑，重者瘀点周围有明显的水肿性红斑或丘疹、水疱，时间稍久可出现坚硬的结节，抓破后形成溃疡，结节可持续数月甚至1～2年不愈。软蜱刺伤后有时能引起组织的坏死。

2. 某些蜱在叮咬人的同时可将唾液（或卵巢）中能麻痹神经的毒素注入宿主体内，引起"蜱瘫痪症"，表现为上行性麻痹，最后可因呼吸中枢受侵而死亡。此外，还有不少蜱可引起"蜱咬热"，在蜱吸血后 1～2 天患者出现畏寒、发热、头痛、腹痛、恶心、呕吐等症状。

【诊断】蜱叮咬后临床症状轻重差异很大，有时与其他昆虫叮咬难以区分，必须在体表发现虫体才能确诊。

【治疗】

1. 发现蜱叮咬皮肤时不可强行拔除，可用乙醚、三氯甲烷、煤油、松节油、旱烟油涂在蜱的头部或在蜱旁点燃蚊香，数分钟后蜱自行松口，或用凡士林、液状石蜡、甘油厚涂蜱的头部，使其窒息，然后用镊子轻轻把蜱拉出。

2. 去除蜱后伤口要进行消毒处理，如发现蜱的口器断在皮内需手术取出。

3. 在伤口周围以 2% 盐酸利多卡因等局麻药作局部封闭，亦可用胰蛋白酶 2000 单位溶入生理盐水 100 毫升湿敷伤口，能加速伤口的愈合。

4. 出现全身中毒症状需给予抗组胺药或皮质类固醇。出现蜱麻痹或蜱咬热要及时抢救。伤口有继发感染时需要抗炎治疗。

【预防】进入有蜱地区要穿五紧服，长裤长靴，戴防护帽。外露部位要涂布驱避剂，离开时应相互检查，勿将蜱带出疫区。由于蜱虫主要栖息在草地、树林中，因此外出游玩时最好在暴露的皮肤上喷涂罗浮山百草油或是驱蚊液，尽量避免在野外长时间坐卧。蜱常附着在人体的头皮、腰部、腋窝、腹股沟及脚踝下方等部位。如出现发热、叮咬部位发炎破溃及红斑等症状，要及时就诊。

隐翅虫皮炎

【定义】隐翅虫皮炎是由于皮肤接触隐翅虫毒液所引起的急性炎症反应。毒隐翅虫为蚁形甲虫，体长 0.6～0.8 厘米，头、胸、腹部为黑色和橘红色相间。白天栖居于杂草石下，夜间活动，有趋光性，入室后在灯下飞行，当跌落、停歇在人体或桌面等物体下，被拍打或捏碎时，体液接触皮肤或由拍捏毒虫的手带至别处而引发接触性皮炎。常见于夜间日光灯下执勤的战士。

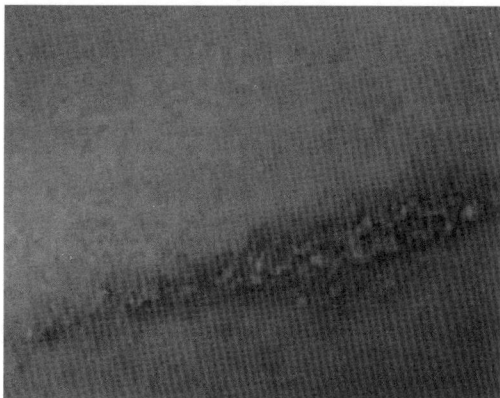
隐翅虫皮炎

【临床表现】

1. 皮损好发于面、颈、四肢等暴露部位，亦可侵及阴囊及阴茎。

2. 搔抓或拍死压碎隐翅虫后毒液释放，在皮肤接触部位出现点、片状或条索状红斑，瘙痒，渐有灼热疼痛感。随后红斑上出现密集的丘疹、水疱，后发展为脓疱或呈灰褐色坏死，灼痛明显。

3. 在皮疹周围可出现鲜红色丘疹或水疱，搔抓后出现糜烂面。

4. 1～2周后脱痂而愈，留有色素沉着或浅瘢痕。

5. 皮疹广泛时可有发热、头疼、恶心、淋巴结肿大等全身症状。

【诊断】 夏秋季节于身体露出部位，点、片状或条索状红斑丘疹、水疱、脓疱，伴痒，灼热疼痛感。要考虑本病。

【鉴别诊断】 需与湿疹、接触性皮炎、脓疱疮、虫咬皮炎鉴别。

【治疗】

1. 可用5%碳酸氢钠溶液、0.1%雷佛奴尔溶液或生理盐水等湿敷。

2. 红斑处可外涂炉甘石洗剂、糖皮质激素霜剂和莫匹罗星软膏等。

3. 还可口服西替利嗪片、氯雷他定片，10毫克/次，1次/日。

4. 若有感染，采用急性抗感染治疗。

【预防】 搞好环境卫生，消除周围的杂草垃圾，以杜绝隐翅虫的滋生。安装纱窗蚊帐防治隐翅虫进入。睡眠时熄灭灯光。发现皮肤有隐翅虫时不要直接捏取或拍击，拨落后踏死。

动物引起食物中毒

哺乳动物甲状腺中毒

【定义】甲状腺素的理化性质非常稳定，在 600℃以上的高温时才能被破坏，一般的烹调方法不可能作到去毒无害。人一旦误食动物甲状腺，因过量甲状腺素扰乱人体正常的内分泌活动，则出现类似甲状腺功能亢进的症状。

【临床表现】

1. 潜伏期一般为 12～21 小时。

2. 头晕，头痛，胸闷，恶心，呕吐，便泌或腹泻。并伴有出汗，心悸等。

3. 部分病人于发病后 3～4 天 出现局部或全身出血性丘疹，皮肤发痒，间有水泡，皮疹，水泡消退后普遍脱皮。

4. 少数病人下肢和面部浮肿，肝区痛，手指震颤，严重者发高热，心动过速，从多汗转为汗闭，脱水。

5. 病程由 3～5 天到三十余天不等。可较长期遗有头晕，头痛，无力，心悸等症状。

【治疗】

1. 催吐、洗胃、导泻。

2. 静脉滴注 5% 葡萄糖盐水。卧床休息，供给高蛋白、高糖饮食及维生素 B 等。恢复后不宜过早活动。

3. 病情严重者急送医院救治。

4. 最有效的防治措施是屠宰者和消费者都应特别注意检查并摘除牲畜的甲状腺。

贝类中毒

【定义】贝类中毒是指食用含毒素的贝类引起的中毒。

【临床表现】中毒潜伏期数分钟至数小时。开始唇、舌、指尖麻木，继而腿、臂和颈部麻木，然后运动失调。有的伴头痛、头晕、恶心、呕吐。多意识清楚。随着病程进展，呼吸困难加重，重者 2 ~ 12 小时后死于呼吸麻痹。死亡率约 5% ~ 8%。

【治疗】 及时催吐、洗胃、导泻、静脉补液、对症治疗，必要时呼吸循环支持。

【预防】 加强宣教，防止误食。由于贝类的毒素主要积聚于内脏，因此有的国家规定贝类要去除内脏才能出售，或规定仅留下白色肌肉供食用。

毒鱼中毒

【定义】 毒鱼是指能产生毒液的鱼类，其体内的毒素主要分布在脊柱和鱼刺之中。目前世界上最少有 1200 种有毒鱼类，包括毒鲉属、狮子鱼、鲉科、瞻星鱼、蟾鱼目等。常见河豚毒素中毒。

【临床表现】

1. 胃肠症状 进食后不久即有恶心、呕吐、腹痛或腹泻等症状。

2. 神经麻痹症状 初始口唇、舌尖、指端麻木，逐步发展为全身麻木、眼睑下垂、四肢无力、共济失调，肌肉软瘫和腱反射消失。

3. 呼吸、循环衰竭症状 呼吸困难、急促，表浅而不规则。紫绀，血压下降，瞳孔先缩小后散大或两侧不对称。言语障碍，昏迷。常因呼吸、循环衰竭而死亡。

【诊断与鉴别诊断】

1. 有进食毒鱼史，多在 3 小时内发病，同食者也有类似症状出现。

2. 典型的临床表现。

3. 心电图检查：不同程度的房室传导阻滞。

4. 动物试验：取患者尿液 5 毫升，注射于雄蟾蜍的腹腔内，于注射后 1/2、1、3、7 小时分别观察其中毒现象，可作诊断及预后诊断。

【治疗】

1. 催吐、洗胃、导泻、排除毒物。

2. 应用吸附剂减少毒物的吸收。

3. 输液、利尿促进毒素的排泄。

4. 拮抗毒素。

5. 使用肾上腺皮质激素，提高组织对毒素的耐受性。

6. 对症支持治疗　对出现呼吸麻痹者，可行气管插管或气管切开，给予人工辅助呼吸；对药物治疗效果不佳，出现高度房室传导阻滞者，可行心脏起搏术。

植物过敏

【定义】植物过敏多由植物花粉引起。花粉性过敏又称花粉症，指具有过敏体质的人因接触或吸入致敏花粉，身体出现各种过敏反应的免疫性疾病。我国热带地区棕榈科植物花粉有很高的皮试阳性率，软叶针葵、鱼尾葵花粉的皮试阳性率超过 50%，蒲葵、散尾葵、王棕、油棕以及椰子等花粉也具有较高的皮试阳性率。

【临床表现】

1. 主要表现为阵发性喷嚏，流大量清水鼻涕和鼻塞、头痛、流泪，状如感冒。

2. 上腭、外耳道、鼻、眼等部位剧痒。

3. 咳嗽、胸闷、哮喘发作。

4. 花粉过敏性皮炎，常出现在颜面、颈部及四肢远端的暴露部位。

5. 眼、咽喉痒和呼吸、吞咽困难甚至过敏性休克反应。

【实验室检查】

1. 花粉浸提液作皮肤穿刺试验。

2. 检测病人血清中 IgE（ELISA 法）的含量。

【治疗】

1. 远离过敏植物。

2. 有全身反应者可服抗组胺药物、皮质激素。

3. 过敏休克者应用肾上腺素。

【预防】

1. 有过敏史者尽量少去花草、树木茂盛的地方，更不要随便去闻花草。

2. 外出郊游时要带上脱敏药物，最好戴上帽子、口罩、眼镜和穿长袖的衣物，尽量避免与花粉直接接触。

3. 外出回来后换上干净的衣服；在发病季节多居于室内，关闭门窗以减少室外致敏花粉的进入。

4. 在车辆内安装车载过滤器。

5. 常备脱敏药物，如苯海拉明、氯雷他定（息斯敏）等，若遇皮肤发痒、全身发热、咳嗽、气急时，应迅速离开此地，如症状较轻，可自行口服苯海拉明、氯雷他定或马来酸氯苯那敏（扑尔敏）。一旦出现哮喘症状时，则应及时到医院诊治。

植物中毒

【定义】自然界中有毒的植物种类很多，所含的有毒成分复杂，常见的有毒植物品种有含苷类植物（箭毒木、木薯等）、含生物碱类植物（断肠草、马钱子等）、含毒蛋白类植物（相思豆、巴豆树等）、含酚类植物（毒鱼藤、常春藤、槟榔等）和毒蕈、芒果等其他有毒植物。植物中毒是指一些植物本身含有某种天然有毒成分，或由于贮存条件不当形成某种有毒物质被人食用后引起的中毒。

【中毒特征】季节性和地区性较明显，这与有毒植物的分布、生长成熟、采摘及人类饮食习惯等有关。散在性发生，偶然性大。潜伏期较短，多在数十分钟至十多小时。发病率和病死率因有毒植物种类而异。

【临床表现】

1. 含苷类植物中毒

（1）口内苦涩、流涎、头晕、头痛、恶心、呕吐、心慌、四肢无力、呼吸困难、胸闷，有时可闻到苦杏仁味。

（2）严重者尖叫后意识不清、呼吸急促、四肢冰冷、昏迷、瞳孔散大，对光反射消失，牙关紧闭，全身阵发性痉挛，最后因呼吸麻痹或心跳停止而死亡，也可引起周围神经症状。儿童病死率高。

2. 含生物碱类植物中毒

（1）极度口渴、咽喉干燥、充血、瞳孔扩大、皮肤干而发红、动作笨拙，老年者有排尿困难。

（2）重度中毒有脉速，体温高达40℃以上，伴有幻觉、谵妄、不安、强直性或阵挛性惊厥，最后出现昏迷、呼吸浅表等危重征象。

3. 含毒蛋白类植物中毒

（1）可引起恶心、呕吐、腹泻、肠绞痛等症状，数日后出现溶血现象，有呼吸困难、紫绀、脉搏细弱、心跳乏力等。

（2）严重者可因昏迷、呼吸和循环衰竭、肾功能衰竭而死亡。

4. 含酚类植物中毒

（1）过敏者常有红斑、皮肤瘙痒，常有小疱、内有清亮液体，最终破裂。

（2）发热患者常有肿胀，严重疼痛部位有液体潴留，在足底或手掌有少许皮疹。

5. 毒蕈等中毒

（1）胃肠炎型　恶心、呕吐、腹痛、腹泻等，严重者出现休克、昏迷。

（2）溶血型　除有胃肠道症状外，可出现溶血性黄疸、贫血、血红蛋白尿、肝脾肿大等。

（3）肝损害型　初有胃肠道症状，随后出现肝大、黄疸、出血倾向和转氨酶升高，严重者发生肝性脑病而死亡。

（4）神经精神型　除有胃肠道症状外，可出现多汗、流涎、瞳孔缩小等，严重者出现精神错乱、幻觉、谵忘、昏迷甚至呼吸抑制而死亡。

【诊断】有明确有毒植物接触史或食用史，不同种类植物中毒临床表现及实验室检查各异。

【治疗】

1. 含苷类植物中毒

（1）催吐、用5%硫代硫酸钠洗胃。

（2）特效治疗　立即吸入亚硝酸异戊酯，停用后用3%亚硝酸钠溶液缓慢静脉注射，再用新配置的25%～50%硫代硫酸钠缓慢静脉注射。

（3）使用新型高铁血红蛋白生成剂4-二甲氨基苯酚和对氨基苯丙酮。

应用本品者严禁再用亚硝酸类药物以免出现紫绀。

（4）对症治疗。

2. 含生物碱类植物中毒

（1）4%鞣酸溶液洗胃。

（2）水杨酸毒扁豆碱 0.5～2 毫克缓慢静脉注射，每分钟不宜超过 1 毫克，可重复注射，成人可达 5 毫克。

（3）严重中毒时也可试用毛果芸香碱，每次 5～10 毫克，每隔 5～15 分钟皮下注射一次，直至症状减轻为止。新斯的明肌内注射，成人每次 0.5～1 毫克，每 3～4 小时一次。

（4）躁狂、惊厥时选用地西泮、氯丙嗪或三聚乙醛。阿托品中毒后期，吗啡或长效巴比妥类药有增强中枢神经系统的持久抑制作用，应予禁用。

（5）中毒后发生中枢神经系统抑制作用时，可酌情用兴奋剂如硫酸苯丙胺或苯甲酸钠咖啡因等。

（6）高热时选用降温措施。积极防治休克和呼吸衰竭。

3. 含毒蛋白类植物中毒

（1）催吐、洗胃、导泻，用牛奶、蛋清保护胃黏膜。

（2）肌内注射阿托品等解痉止痛药。

（3）静脉补液，纠正水电解质紊乱。

4. 含酚类植物中毒

（1）接触后 15 分钟内用肥皂和水冲洗接触的皮肤。

（2）可用炉甘石洗剂或用如抗组胺药，苯唑卡因，氢化可的松来治疗皮疹。可的松药膏能减轻瘙痒。

（3）在接触毒物 20 小时内，口服皮质激素或抗组胺药可减轻症状。病情严重时可采用泼尼松龙等皮质类固醇注射治疗。

5. 毒蕈等中毒

（1）出现胆碱能症状者，应及早使用阿托品 1 毫克左右（儿童每次 0.03～0.05 毫克/千克）作皮下或肌内注射，根据病情每 15 分钟至 6 小时重复给药，必要时可加大剂量并改为静脉注射，直至瞳孔散大，心率增快。

（2）抗蕈毒血清 40 毫升作肌内注射。

（3）巯基类络合剂

5%二巯丙磺钠 5 毫升作肌内注射（成人），或用 10%葡萄糖注射液 20 毫升稀释后静脉注射，每日 2 次，连用 5～7 日。

二巯丁二钠，成人首剂用 1~2 克，以注射用水 10~20 毫升稀释后静脉注射，其后每小时注射 1 克，共 4~5 次。

肝损害型毒蕈中毒时可用细胞色素 C 300 毫克/天。

（4）糖皮质激素可用于溶血毒素引起的溶血反应，常用氢化可的松 300~400 毫克/天或地塞米松 20~40 毫克/天，3~5 日。

6. 其他

（1）纠正水、电解质紊乱及酸碱平衡失调，保护肝脏，支持治疗。

（2）溶血型病情严重者，可作换血疗法或输新鲜血，同时应碱化尿液，静脉注射或口服碳酸氢钠（静脉注射首次用 5% 碳酸氢钠 100~200 毫升，口服碳酸氢钠片 1~2 克，4 次/天。

（3）神经型症状严重者，早期防治中毒性脑水肿，及时用解痉药物控制抽搐，并防治呼吸衰竭。

（4）出血严重者应及时输新鲜血。

（5）急性肾衰竭可行血液净化处理。

参考文献

［1］王兰. 阿米巴病. 肝博士，2013，6：23-24.

［2］季洪健，王辉. 阿米巴胸腔积液的诊断与治疗. 临床肺科杂志，2012，17（11）：2062-2063.

［3］杜飞雁，许振祖，黄加祺，等. 中国南海北部北部湾水母类调查及三新种记述（刺胞动物门）. 动物分类学报，2012，37（3）：506-519.

［4］刘强，王伟. 一起食用动物肝脏引起的食物中毒调查. 中国校医，2008，22（4）：371.

［5］石峻，董勇. 一起食用动物血引起的食物中毒. 预防医学情报杂志，2006，22（3）：353-354.

［6］余新，褚思平. 毒蜘蛛咬伤中毒 31 例救治体会. 中国社区医师：医学专业，2013，8：35.

［7］靳慧莉，欧阳蓓蕾. 毒蜘蛛咬伤中毒 78 例治疗分析. 兵团医学，2009，2：46-47.

［8］圆石. 法国男子被鳄鱼咬住脑袋死里逃生. 科学大观园，2013，10：65.

［9］邵传贤. 鲨鱼伤人的可能性到底有多大. 科学大众：中学生，2014，1：29-31.

[10] 王兴华,徐慧玲,吴刚,等. 蜂蜇伤中毒 146 例临床回顾分析. 医学新知杂志,2014,24(3):180-183.

[11] 眭维国,李凤艳,陈洁晶,等. 蜂蜇伤战士血清相关蛋白分析. 解放军医药杂志,2013,25(12):52-56.

[12] 汪忆. 揭秘水中毒王海蛇. 科学大观园,2012,21:28-29.

[13] 曾仲意,吴泽铭,吴鑫钟. 蛇毒清合剂治疗海蛇咬伤临床观察. 蛇志,2012,24:22-23.

[14] 苗冬梅. 微波与液氮冷冻治疗疥疮结节的疗效对比观察. 中国药物与临床,2014,14(7):990-991.

[15] 胡兴涛,黄文飞,邓文芳. 集体住宿环境疥疮治疗体会. 中国实用乡村医生杂志,2013,19:29-30.

[16] 周勇,徐晓静. 某部新兵中疥疮散发流行的细节因素调查. 现代预防医学,2012,40(21):4085-4086.

[17] 张强. 蚂蟥寄生致鼻腔反复出血 3 例. 西南国防医药.2013,23(2):194.

[18] 高起巧,李志祥,杨聪,等. 农村儿童气管支气管内活水蛭异物二例. 中华耳鼻咽喉头颈外科杂志,2014,1:66-67.

[19] 韦永彪,王俊,罗卫坚,等. 基层医院诊治鼻咽喉水蛭 92 例体会. 中国临床新医学,2012,5(7):637-639.

[20] 王晶. 关于蜱咬伤后患者的皮损情况观察. 中国医药指南,2013,35:132-133.

[21] 程纪群,史晶,李向辉,等. 群体蜱咬伤与蜱媒传染病检测报告. 中华流行病学杂志,2007,28(2):122.

[22] 李素娥,唐骏,吴乐天,等. 西替利嗪联合地奈德治疗儿童丘疹性荨麻疹疗效分析中国医学工程,2014,22(5):19-20.

[23] 王静娟. 煤矿一起群发性丘疹性荨麻疹流行病调查分析报告. 中国实用医药,2014,13:271-272.

[24] 周丽丽. 蛇咬伤急救及护理. 现代医药卫生,2014,30(16):2554-2555.

[25] 张晓丽.19 例毒蛇咬伤的抢救及护理体会. 新疆中医药,2014,32(3):90-91.

[26] 刘根林,王传宝. 兽咬伤 495 例治疗体会. 内蒙古中医药,2013,32(29):95.

[27] 周学军. 季德胜蛇药片治疗蝎子蜇伤 26 例中国中医急症,2011,20

（4）:650.

［28］刘丙松. 中西医结合治疗蝎子蜇伤 36 例报告. 新医学导刊,2009,8
（6）:37.

［29］高虎,宋继权,夏敏,等. 230 例慢性荨麻疹患者皮肤变应原点刺试验结
果分析. 中国麻风皮肤病杂志,2014,7:425 - 426.

［30］李慧. 荨麻疹及其亚型的诊断和治疗进展. 中国美容医学,2014,23
（7）:594 - 597.

［31］刘随. 男性外阴部隐翅虫皮炎 26 例临床分析. 中国皮肤性病学杂志,
2014,28（8）:867.

［32］李勇,何煦芳,赵伟,等. 368 例隐翅虫皮炎患者流行病学分析. 中国热带
医学,2013,7:912 - 913.

［33］孝文. 10 种令人恐惧的淡水动物. 科学之友:上旬,2012,2:46 - 47.

［34］王晓敏. 十大恐怖的"恶魔鱼". 科学大观园,2009,19:10002 - 10003.

［35］陈鹏,郭彦飞,闫倩. 植物源过敏蛋白. 生命的化学,2011,31（3）:465 - 472.

［36］姚敏. 热带植物花粉过敏原的研究进展. 中国热带医学,2009,9（7）:
1370 - 1371.

［37］陈红纲,杨蓉佳,付晓燕. 植物相关性中毒致严重接触性皮炎一例救治
分析. 实用皮肤病学杂志,2013,6（3）:178 - 179.

［38］韩清泉. 常见植物类中药中毒的临床表现及预防措施. 中国现代药物应
用,2013,7（10）:133 - 134.

［39］孙承业,谢立璟. 进一步加强我国有毒植物、毒蕈中毒控制研究. 药物不
良反应杂志,2013,1:2 - 3.

动、植物所致疾病的诊疗与防范

自然因素所致疾病的诊疗与防范

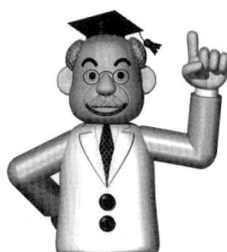

冻伤

【概念】冻伤是一种由寒冷所致的末梢部局限性炎症性皮肤病，是一种冬季常见病，以暴露部位出现充血性水肿红斑，遇温高时皮肤瘙痒为特征，严重者可能会出现患处皮肤糜烂、溃疡等现象。该病病程较长，冬季还会反复发作，不易根治。对于一些年轻女士而言，不仅影响了双手的美观度，还给生活带来了极大的不便。在治疗方面，虽方法较多，但很少能根治，所以常令人感到棘手。

【临床表现】

1. 局部冻伤

（1）反应前期　系指冻伤后至复温融化前的一个阶段，其主要临床表现有受冻部位冰凉、苍白、坚硬、感觉麻木或丧失。由于局部处于冻结状态，其损伤范围和程度往往难以判定。

（2）反应期　包括复温融化和复温融化后的阶段。

（3）反应后期　系指一、二度冻伤愈合后，和三、四度冻伤坏死组织。

2. 手冻伤

（1）一度冻伤　最轻，即常见的"冻疮"，受损在表皮层，受冻部位皮肤红肿充血，自觉热、痒、灼痛，症状在数日后消失，愈后除有表皮脱落外，不留瘢痕。

（2）二度冻伤　伤及真皮浅层，伤后除红肿外，伴有水疱，疱内可为血性液，深部可出现水肿，剧痛，皮肤感觉迟钝。

（3）三度冻伤　伤及皮肤全层，出现黑色或紫褐色，痛感觉丧失。伤后不易愈合，除遗有瘢痕外，可有长期感觉过敏或疼痛。

（4）四度冻伤　伤及皮肤、皮下组织、肌肉甚至骨头，可出现坏死，感觉丧失，愈后可有瘢痕形成。

3. 脚冻伤

（1）冻伤皮肤局部发冷，感觉减退或敏感。

（2）对冷敏感，寒冷季节皮肤出现苍白或青紫。

（3）痛觉敏感，肢体不能持重等。

这些表现系由于交感神经或周围神经损伤后功能紊乱所引起。

4. 冻僵　伤员皮肤苍白,冰凉,有时面部和周围组织有水肿,神志模糊或昏迷,肌肉强直,瞳孔对光反射迟钝或消失,心动过缓,心律不齐,血压降低中测不到,可出现心房和心室纤颤,严重时心跳停止。呼吸慢而浅,严重者偶尔可见一、二次微弱呼吸。

【治疗】基本治疗目标是迅速复温,防止进一步的冷暴露以及恢复血液循环。冻伤的早期治疗包括用衣物或用温热的手覆盖受冻的部位或其他身体表面使之保持适当温度,以维持足够的血供。需要快速水浴复温,水浴温度应为37℃~43℃,适用于各种冻伤。除非有禁忌,止痛剂应在快速解冻时服用,以便止痛。当皮肤红润柔滑时,表明完全解冻了。禁忌用冰块擦拭冻僵的肢体、干热或缓慢复温,这可进一步损伤组织;对受伤部位的任何摩擦都是禁止的。

应予以支持疗法,如卧床休息、高蛋白/高热量饮食、保护伤口以及避免创伤。在伴有冻伤的低体温患者,最重要的是肢体复温以前先完成体液复苏和恢复核心体温,以预防突然出现的低血压和休克。建议使用抗凝剂以预防血栓形成和坏疽,己酮可可碱、布洛芬和阿司匹林可能有效。应用抗菌药物以预防感染,并及时免疫注射破伤风抗毒素。恢复过程长达数月。侵袭近端指趾骨、腕骨或跗骨的损伤,有可能需要截肢。

【预防】

1. 注意锻炼身体,提高皮肤对寒冷的适应力。

2. 注意保暖,保护好易冻部位,如手足、耳朵等处,要注意戴好手套、穿厚袜、棉鞋等。鞋袜潮湿后,要及时更换。出门要戴耳罩,注意耳朵保暖。平时经常揉搓这些部位,以加强血液循环。

3. 在洗手、洗脸时不要用含碱性太大的肥皂,以免刺激皮肤。洗后,可适当擦一些润肤脂、雪花膏、甘油等油质护肤品,以保护皮肤的润滑。

4. 经常进行抗寒锻炼,用冷水洗脸、洗手,以增强防寒能力。

5. 患慢性病的人,如贫血、营养不良等,除积极治疗相应疾病外,要增加营养,保证机体足够的热量供应,增强抵抗力。

雪盲

【定义】雪盲是紫外线对眼角膜和结膜上皮造成损害引起的炎症。特点是眼睑红肿、结膜充血水肿、有剧烈的异物感和疼痛，症状有怕光、流泪和睁不开眼，发病期间会有视物模糊的情况。

【治疗】眼外伤应作为急症处理。对眼部化学伤，应立即用清洁的水充分冲洗，然后再进一步详细检查。凡创口污染或创口较深者，应使用适量抗生素和注射破伤风抗毒素。

1. 止痛 局部用麻醉剂，涂眼药膏。目的在于缓和症状。

2. 眼睛保护（防止持续或再度损伤） 发病后必须即刻戴上护目镜。

3. 摘除隐形眼镜 减少角膜刺激和感染的机会。

4. 消毒的棉布敷盖在眼睛上

上述治疗措施必须持续 24~48 小时，直至眼部刺激症状完全消失。可用鲜人乳或鲜牛奶滴眼，每次 5~6 滴，每隔 3~5 分钟滴一次。使用的牛奶要煮沸冷透了才可用。也可以药水清洗眼睛，到黑暗处或以眼罩蒙住眼睛用冷毛巾冰镇。减少用眼，尽量休息。不要热敷，高温会加剧疼痛。

【预防】在观赏雪景或在雪地里行走时，最好戴上黑色的太阳镜或防护眼镜。这样就可避免雪地反射的紫外线伤害眼睛。

雷击伤

【定义】是指雷电电流通过人体引起损伤、功能障碍甚至死亡。

【临床表现】

1. 局部表现 入电口处的皮肤被电火花烧伤呈焦黄色或灰褐色，甚则炭化，且损伤部位较深，有时可达肌肉、骨骼。

2. 全身表现 因雷电电压高低和接触时间的长短而不同，重者有休克、昏迷、肌肉强直、呼吸停止、心室纤颤和心跳停止。

【检查项目】

1. 体格检查 呼吸、脉搏、心律、意识、受伤部位、受伤程度等。

2. 血液检查 包括血常规、血生化、心肌酶谱等。

3. 尿液检查

4. 心电图检查 必要时 24 小时心电监护。

5. CT 查脑损伤

【治疗】

1. 营救人员应立即查明其是否有呼吸和脉搏。呼吸及心跳停止者宜立即行心肺复苏。

2. 心跳呼吸正常者，应检查是否有骨折、关节脱位、挫伤和脊椎损伤，根据受伤部位对症处理。

3. 电烧伤及有关损害者应入院进一步治疗。

4. 局部治疗原则和方法同一般烧伤。

5. 应注重重要脏器保护。

【预防】

1. 在雷雨天气应避开一切容易导电的物体。

2. 不要在树下、高大建筑物旁避雨。要远离建筑物的避雷针及其地线。

3. 处在野外无处躲避且雷电交加时要立即蹲下，双脚并拢，双臂抱膝，头部下俯，尽量缩小身体体积和接地面积，手中如果有金属物品，要迅速放到较远的地方。

4. 有雷雨天气征象，早期关掉手机及其他无线电设备。

淹溺

【定义】淹溺是指人淹没于水或其他液体后液体充满呼吸道及肺泡或反射性引起喉痉挛发生窒息和缺氧，处于临床死亡（呼吸或心搏停止）的状态。

【临床表现】

1. 头痛、视觉障碍、剧烈咳嗽、胸痛、呼吸困难、咳粉红色泡沫样痰，溺入海水者口渴感明显。

2. 寒战、发热，皮肤发绀，颜面肿胀，球结膜充血，口鼻充满泡沫或泥污。

3. 腹部膨隆，四肢厥冷。

4. 烦躁不安、抽搐、昏睡、昏迷和肌张力增加。

5. 呼吸表浅、急促或停止。

【检查项目】

1. 心、肺部听诊。

2. 血液和尿液检查。

3. 心电图检查。

4. 动脉血气检查。

5. 胸部 X 线检查。

【治疗】

1. 院前急救

（1）尽快将溺水者拖出水面，头低俯卧位体位引流，清除口鼻腔中异物，拍打背部以排出气道内液体和异物。

（2）心搏呼吸停止者立即行心肺复苏。

2. 院内处理 高浓度氧或高压氧治疗，可机械通气；体温过低者行复温措施；增加通气使 $PaCO_2$ 保持于 25～30 毫米汞柱，静脉输注甘露醇；处理相关并发症。

【注意事项】由水中救出到自主呼吸恢复时间越短预后越好。

中暑

【定义】中暑是在暑热天气、湿度大和无风的环境条件下，表现以体温调节中枢功能障碍、汗腺功能衰竭和水、电解质代谢紊乱及多系统功能损害的症状的总称。

【病因】

1. 环境温度过高。

2. 人体自身产热增加，如高强度体力劳动或工作，发热等。

3. 散热功能障碍，如肥胖，衣服透气不良等。

4. 汗腺功能障碍，广泛皮肤烧伤后瘢痕形成。

【临床表现】

1. 先兆中暑是患者在高温环境中劳动一定时间后，出现头昏，头痛，口渴，多汗，全身疲乏，心悸，注意力不集中，动作不协调等症状，体温正常或略有升高。

2. 轻症中暑，除有先兆中暑的症状外，出现面色潮红，大量出汗，脉搏快速等表现，体温升高至38.5℃以上。

3. 重症中暑，包括热射病、热痉挛和热衰竭三型。

（1）热射病 为致命性的急症，表现为高热（大于40℃）、各脏器功能受损。

中枢神经系统：脑出血、脑水肿、昏迷。

心血管系统：心肌缺血、坏死，促发心律失常、心力衰竭。

呼吸系统：高热时，呼吸频率增快，会引起呼吸性碱中毒，亦可发生ARDS。

水、电解质代谢 大量出汗引起脱水、电解质平衡失常。

肾脏：急性肾衰竭。

消化系统：消化道大出血，肝坏死。

血液系统：严重中暑者，出现DIC，DIC又可进一步促使重要器官（心肝肾）功能障碍或衰竭。

肌肉：肌损伤、横纹肌溶解。

（2）热痉挛 高温环境下进行剧烈运动大量出汗，活动停止后常发生肌肉痉挛。为热射病的早期表现。

（3）热衰竭 表现为多汗、疲乏、无力、头晕、头痛、恶心、呕吐和肌痉挛，可有明显脱水征，心动过速、晕厥。体温轻度增高，无明显意识改变等神经系统表现。热衰竭可以是热痉挛和热射病的中介过程。

【检查项目】

1. 血生化检查。

2. 动脉血气分析。

【鉴别诊断】应与脑炎、脑膜炎、脑血管意外、脓毒症、甲状腺危象、伤寒及抗胆碱药物中毒相鉴别。

【治疗】

1. 降温治疗 立即移至阴凉处或空调室中，并给予物理降温，如头部戴冰帽、颈两侧、腋下腹股沟大动脉附近放冰袋，氯丙嗪 25 ~ 50 毫克于生理盐水 500 毫升静脉滴注 1 ~ 2 小时；纠正水、电解质平衡；防治合并症，控制感染。

2. 监测 降温期间连续监测体温变化；监测尿量，保持尿量 > 30 毫升/小时；动脉血气的校正；严密监测凝血酶原时间、活化部分凝血酶时间、血小板计数和纤维蛋白原。

3. 药物治疗 心力衰竭者应快速洋地黄化；脑水肿者静滴 30% 甘露醇、呋塞米和糖皮质激素；肾脏损害者呋塞米无效的，应及早进行腹透或血液透析。

4. 注意事项 中暑恢复后数周内，避免室外剧烈活动和暴露阳光。

【预防】

1. 暑热季节要加强防暑卫生宣传教育；年老体弱者避免从事高温作业。
2. 高温环境中停留 2 ~ 3 小时，应多饮用淡盐水或防暑饮料。
3. 注意保证充足的休息或睡眠，提高抵抗力。炎热天气应穿宽松透气的浅色服装，避免穿着紧身绝缘服装。
4. 中暑恢复后数周内，应避免室外剧烈活动和暴露阳光。

参考文献

[1] 张晓宁,陈向军,韩德志,等. 寒冷损伤的病理生理及复温治疗. 临床合理用药杂志,2014,7(12):169 – 170.

[2] 刘伯石,杨忠良. 寒区部队冻伤防治的做法. 人民军医,2014,57(5):567.

[3] 薛宝升,王杨,孙海峰. 冻伤诊疗研究进展. 创伤与急危重病医学,2014,2(2):65 – 68.

[4] 郑伟,孙景海,韩松. 寒区某部冬季军事作业冻伤发生情况调查. 人民军医,2014,57(2):111 – 113.

[5] 黄亮,曹春水. 电击伤和雷击伤. 中国实用乡村医生杂志,2007,14(8):21 – 22.

[6] 林国安. 雷击伤的个人防护. 解放军健康,2005,5:29.

[7] 葛建胜.集体雷击伤 22 例急救体会.中华急诊医学杂志,2005,14(2):150 – 151.

[8] 李光,费慧敏,王锦波.高原军事训练致雪盲症 9 例分析.人民军医,2014,57(6):620.

[9] 陈育民."雪盲症"是怎么回事? 祝您健康,2012,1:31.

[10] 邓蓉.淹溺急救及护理体会.实用中医药杂志,2014,30(5):469.

[11] 胡振杰,朱桂军.淹溺的基层医院院前急救.中国社区医师,2013,26:19 – 20.

[12] 王国栋,王乃辉,韩志海.海水淹溺 40 例救治体会.海南医学,2013,24(21):3238 – 3239.

[13] 何丽清,储开博,傅延龄.中暑病临床方药用量特点的文献研究.光明中医,2014,6:1311 – 1314.

[14] 黄永高,陈广城.武警部队夏季训练重症中暑现场急救 10 例.武警医学,2014,8:823 – 824.

[15] 孙炜,费佳谦,曹波.高温季节限时作业防控中暑效果评价.浙江预防医学,2014,26(4):395 – 396.

灾害救援与人员伤害处理

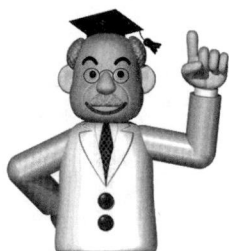

火灾事故救援

【火灾事故救援】

1. 组织撤离或者采取其他措施保护危害区域内的其他人员。在应急救援行动中，快速、有序、有效地实施现场急救与安全转送伤员是降低伤亡率、减少事故损失的关键。及时教育和组织人群采取各种措施进行自身防护，必要时迅速撤离危险区或可能受到危害的区域。

2. 及时控制危险源，防止事故的继续扩展。

3. 消除危害后果，做好现场恢复。采取封闭、隔离、洗消、检测等措施，防止对人的继续危害和对环境的污染。清理废墟和恢复基本设施，争取将事故现场恢复至相对稳定状态。

4. 评估出事故的危害范围与程度，查明伤亡人员情况。

烧伤

【定义】烧伤是指由热力高温、化学物质或电引起的组织损伤。

Ⅰ度烧伤：烧伤仅累及皮肤表层，烧伤皮肤发红、疼痛、明显触痛、有渗出或水肿。轻压受伤部位时局部变白，但没有水疱。

Ⅱ度烧伤：烧伤累及真皮层，出现皮肤水疱。水疱底部呈红色或白色，充满了清澈、黏稠的液体。触痛敏感，压迫时变白。

Ⅲ度烧伤：烧伤深达皮下，表面可以发白、变软或者呈黑色、炭化皮革状。易被误认为正常皮肤，但压迫时不再变色。破坏的红细胞可使烧伤局部皮肤呈鲜红色，偶尔有水疱，烧伤区的毛发很容易拔出，感觉减退，烧伤区域一般没有痛觉。

【临床表现】

1. 轻度烧伤 Ⅱ度以下烧伤总面积在9%以下。

2. 中度烧伤 Ⅱ度烧伤面积10%～29%或Ⅲ度烧伤面积不足10%。

3. 重度烧伤 总面积30%～49%或Ⅲ度烧伤面积10%～19%或Ⅱ度、Ⅲ度烧伤面积虽不达上述百分比，但已发生休克等并发症、呼吸道烧伤或有较重的复合伤。

4. 特重烧伤　总面积 50% 以上或Ⅲ度烧伤面积 20% 以上或已有严重并发症。

【检查项目】

1. 体格检查　估计烧伤面积和深度。

2. 血常规、血生化检查。

【治疗】

1. 小面积烧伤　经清创、保护创面，多能自然愈合。

2. 大面积深度烧伤

（1）早期及时补液，维持呼吸道通畅。

（2）早期切除深度烧伤组织，植皮覆盖。

（3）抗休克，控制感染，保护重要脏器功能。

（4）重视受伤部位形态与功能的恢复。

3. 烧伤后第一个 24 小时液体复苏　每 1% 烧伤面积（Ⅱ度 + Ⅲ度）每千克体重补胶体和电解质液共 1.5 毫升（小儿 2.0 毫升），胶体和电解质液比例为 0.5∶1，广泛深度烧伤者与小儿烧伤其比例可为 0.75∶0.75，另加 5% 葡萄糖溶液补充水分 2000 毫升。总量的一半于伤后 8 小时内输入。

烫伤

【定义】是指由高温液体、高温固体或高温蒸气等所致损伤称为烫伤。

【临床表现】同烧伤。

【治疗】同烧伤。

【注意事项】强酸强碱烫伤，需要立即用布擦去，然后再用冷水冲洗，切不可直接用水冲洗，否则会加重伤势。

爆炸事故救援

【处理爆炸事故原则】

1. 抢救遇险、遇难人员是处理爆炸事故的中心任务。

2. 爆炸区有火灾且灾区内有遇难人员时，须直接灭火。只当火势过大无法救出遇难人员时，才可以考虑采用封闭灾区法灭火。

3. 在遇险、遇难人员未全部救出前，需尽快清除巷道堵塞物以便营救。

4. 爆炸现场有大量有毒有害气体，严重威胁回风方向的工作人员时，在确保入风方向无人的情况下，可以考虑采用反风措施。

5. 确定没有二次爆炸危险时，应迅速对灾区进行通风，排除有毒有害气体，以便于抢救遇难人员。

6. 处理爆炸事故的关键是及时恢复通风系统、消灭火源、避免连续爆炸。

7. 烧伤、烫伤、化学灼伤治疗见本书相关章节。

泄漏事故救援

1. 当泄漏事故可能对现场人员构成威胁时，需对事故救援无关人员、邻近的危险化学品进行紧急疏散和撤离。

2. 紧急疏散时注意事项

（1）撤离时应对人员、危险品进行清点。

（2）应向上风方向转移，明确专人引导、护送。

（2）将危险品储罐区至下风向 500 米内为危险区，加以隔离。

3. 救援人员防护

（1）所有救援人员必须按规定戴好呼吸器（面具）、穿好防护服，所使用的工具为防爆工具。

（2）在抢险救援时不得独自行动，高度警觉，服从上级指令。

4. 伤员现场紧急救治

（1）皮肤接触　立即脱去污染衣着，用肥皂水及大量清水彻底冲洗皮肤。

（2）眼睛接触　立即翻开上下眼睑，用流动清水或生理盐水冲洗至少15分钟。

（3）吸入　迅速脱离现场至空气新鲜处，保持呼吸道通畅，如呼吸及心跳停止，立即进行心肺复苏。

中毒事故救援

【定义】 机体过量或大量接触化学毒物，引发组织结构和功能损害、代谢障碍而发生疾病或死亡者称为中毒。

【临床表现】

1. 皮肤黏膜　灼伤（强酸、强碱）、发绀（亚硝酸盐）、黄疸（鱼胆）。

2. 眼　瞳孔散大（阿托品、曼陀萝类、镇静剂）、瞳孔缩小（吗啡、酒精、有机磷）、视神经炎（见于甲醇中毒），瞳孔扩大伴对光反应消失提示脑功能损害严重。

3. 神经系统　昏迷、谵妄（阿托品）、肌纤维颤动（有机磷）、惊厥（有机氯、异烟肼）、瘫痪（三氧化二砷）、精神失常（一氧化碳、阿托品）。

4. 呼吸系统　刺激性呛咳，呼吸酒味、苦杏仁（氰化物）、蒜味（有机磷），呼吸加快（水杨酸类、甲醇），呼吸减慢（催眠药、吗啡），呼吸困难、发绀、肺水肿（磷化锌、有机磷等）、呼吸节律不整、呼吸中枢抑制、呼吸肌麻痹、呼吸衰竭。

5. 循环系统　心动过速，心动过缓，心律失常（洋地黄，茶碱类），周围循环灌注不良，低血压，高血压，心力衰竭，休克，心跳骤停。

6. 泌尿系统　血尿、蛋白尿、水肿、少尿、氮质血症。

7. 消化系统　腹痛、恶心、呕吐、腹泻、黄疸、肝炎症状。

8. 血液系统　白细胞减少、再障（氯霉素、抗肿瘤药）、贫血、溶血（砷化氢、血小板抑制（阿司匹林）、皮肤消化道等部位广泛出血。

急性中毒伴有下列表现时：①深昏迷；②休克或血压不稳定；③高热或体温不升；④呼吸衰竭；⑤心力衰竭或严重心律失常；⑥惊厥持续状态；⑦肾功能衰竭；⑧DIC；⑨血钠高于 150 毫摩尔/升或低于 120 毫摩尔/升。提示病情危重。

【诊断】

1. 毒物接触史。

2. 临床表现。

3. 实验检查

（1）毒物鉴定　呕吐物、洗胃液、尿、粪、血液等。

（2）血液生化，血气分析，肝、肾功能，脑脊液，X线，心电图，脑电图等。

【鉴别诊断】对诊断一时不明确且伴昏迷者：①低血糖。②酮症酸中毒。③颅内出血。④中枢感染。⑤肝性脑病。⑥尿毒症。⑦电解质紊乱。

【治疗】

1. 立即脱离中毒现场

（1）接触或吸入性中毒，应立即将中毒者迁离中毒场所，脱去污染衣服，以温开水洗净皮肤表面的毒物。

（2）如有创面，应将创面洗净、敷药、包扎。

2. 清除体内尚未被吸收的毒物

（1）清除胃肠道尚未被吸收的毒物

①催吐　用手指或压舌板，或用500毫升凉开水加食盐60克，灌服，连服3～4次，刺激咽后壁，使患者呕吐，反复多次。亦可用急救稀涎散（白矾10克、皂角9克）煎水至250毫升，口服；或用0.2%～0.5%硫酸铜100～200毫升，口服。

注意：昏迷、惊厥、进食强腐蚀剂、煤油、汽油等患者忌用，年老体弱、妊娠、高血压、心脏病、门脉高压者慎用。

②洗胃　洗胃液可用绿豆（打碎）150克、甘草60克，煎水至1000毫升，加凉开水至2000毫升，亦可以用温开水、0.02%～0.05%高锰酸钾溶液（有机磷农药1605中毒者忌用）、生理盐水、茶叶水、1%碳酸氢钠（敌百虫中毒不宜用）。如毒物不清，多用清水洗胃。洗胃液应反复洗出至液体清亮、无味为止。

注意：腐蚀性毒物（如强酸或强碱）中毒者忌用。

③导泻　可用明矾6克（先煎）、大黄6克（后下）煎水250毫升，冲服风化硝6克或番泻叶30克泡水冲服。亦可用芒硝或硫酸镁20～30克，溶于温开水中顿服，或洗胃后从胃管灌入。

注意：禁用油类导泻，以免促进脂溶性毒物的吸收。中枢神经系统严重抑制的昏迷患者禁用硫酸镁导泻。

④灌肠　用1%的肥皂水5000毫升，高位连续多次灌肠。

（2）清除皮肤、眼内及伤口的毒物。

3. 促进已吸收毒物的排出

（1）利尿　大量饮水、静脉输液、利尿剂（甘露醇或呋塞米）。

（2）吸氧　一氧化碳中毒时，吸氧可促使碳氧血红蛋白离解，加速一氧化碳排出。高压氧治疗是一氧化碳中毒的特效疗法。

（3）透析疗法

①腹膜透析　可用于清除血液中的苯巴比妥、水杨酸盐类、甲醇、茶碱、乙二醇、锂等。

②血液透析　氯酸盐、重铬酸盐能损害肾脏引起急性肾衰是血液透析的首选指征。

（4）血液灌流　能清除血液中巴比妥类、百草枯等。

4. 解毒剂的应用

（1）中和解毒剂　①生甘草15克、防风15克、绿豆30克煎水服。②生甘草15克、大黄10克煎水服。③鲜茅根100～150克或芦根30～50克煎水服。④新鲜崩大碗枝叶100～150克捣汁服。

（2）一般解毒剂　如强酸食物中毒者服氧化镁、镁乳、氢氧化铝凝胶等；强碱食物中毒者服1%醋酸，稀释的食醋，柠檬水，橘子水；或用0.2%～0.5%活性炭混悬液（为强吸附剂），结合催吐、洗胃进行，可阻滞毒物吸收，适用于有机及无机物中毒，但对氰化物中毒无效。

（3）特殊解毒剂

①金属中毒解毒剂

依地酸钠：用于治疗铅中毒。每日1克加入5%葡萄糖250毫升静脉滴注。3天为一疗程，休息3～4天后可重复使用。

二巯丙醇：用于治疗砷、汞中毒。第1～2天2～3毫克/千克，每4～6小时1次，肌内注射，第3～10天，每日2次。

二巯丁二钠：用于治疗锑、铅、砷、汞、铜中毒。用法：每日1～2克静脉滴注或肌内注射，连用3天，停药4天为一疗程。

②亚甲蓝　用于治疗亚硝酸盐、苯胺、硝基苯等中毒引起的高铁红蛋白血症。1～2毫克/千克静脉注射，可重复使用。

③亚硝酸盐－硫代硫酸钠　用于治疗氰化物中毒。亚硝酸异戊酯吸入，3%亚硝酸钠溶液10毫升缓慢静脉注射，25%硫代硫酸钠50毫升缓慢静脉注射。

④阿托品，氯磷定或解磷定　用于治疗有机磷农药中毒。

⑤纳洛酮　用于治疗阿片类镇痛药引起的呼吸抑制有特异的拮抗作用。其对急性酒精中毒有催醒作用。

⑥氟马西尼　是苯二氮䓬类中毒的拮抗药。

5. 支持治疗　保护生命脏器，使其恢复功能。

【预防】加强宣传，普及植物、药物等相关防毒知识。看护好小儿，防止误食毒物和药物。重视青少年的身心健康问题。

化学灼伤事故救援

【定义】化学烧伤是指化学物质引起的烧伤。化学烧伤往往伴有热力烧伤，具有热烧伤的共性，但由于各类化学物之特性不同，因此造成的损害也各异。某些化学物质除可造成烧伤外，还可从烧伤之坏死皮肤上被吸收中毒；有的化学气体被吸入呼吸道后可造成呼吸道的烧伤。

【救治】

1. 酸烧伤　应立即用大量流动水冲洗，静脉注射 10% 葡萄糖酸钙，也可将 5% ~ 10% 葡萄糖酸钙注射于烧伤局部。创面可涂 2∶1 甘油氧化镁糊剂。

2. 碱烧伤　现场冲洗，如系生石灰烧伤，应将石灰粉末拭去，然后再用水冲，以免生石灰遇水生热，加重烧伤。

3. 氨水烧伤　高浓度较长时间的吸入后可造成喉痉挛及呼吸道烧伤，口、鼻腔分泌物极多，严重者需作气管切开。伤后第二天即可有坏死的气管、支气管内膜脱落，自气管切开口咳出或吸出，此时需加强护理。黏膜脱落后，气管及支气管内即形成感染创面，并发气管支气管炎；脱落之黏膜或炎症肿胀的支气管堵塞气道，可造成局部肺不张。故应加强局部及全身抗菌治疗。

4. 沥青烧伤　单纯接触热沥青烧伤后不必立即清创，可待休克稳定后，待沥青自行冷却。冷却后结成之沥青可连同烧伤之表皮一同移去，忌用大量汽油、乙醚或其他有机溶剂擦洗，以免吸收中毒。

5. 镁烧伤　应立即将坏死组织连同镁粒一起切除或削除。

6. 磷烧伤合并中毒　燃烧的黄磷颗粒可嵌入皮内继续氧化燃烧，导致烧伤往往很深。磷经创面吸收可造成严重的肝、肾损害。现场急救时，应先用大量清水冲洗，之后仔细清除磷颗粒，再用水及 2.5% ~ 5% 碳酸氢钠冲洗创面，继之以 1% 硫酸铜溶液与 1% 羟乙基纤维素及 1% 十二烷基硫酸盐的混合物涂抹创面。深度烧伤创面宜急诊手术切除。

7. 烧伤合并有机磷中毒　应用肥皂水轻拭数遍然后用大量盐水冲洗。

8. 烧伤合并二硫化碳中毒　将病人置于通风处，使毒物自呼吸道排出，创面应以大量肥皂水及清水冲洗，同时注射高渗葡萄糖及甘露醇。

9. 酚烧伤合并中毒　用 10% 酒精、乙醚或乙二醇反复擦拭创面至酚味完全消失，并扩容利尿。

环境污染事故救援

【定义】因环境污染造成短期内人群和动、植物大量出现病态或死亡的事故，称环境污染事故，亦称"环境事故"。

【救援】

1. 控制污染源，尽快停止污染物的继续排放。

2. 尽可能控制和缩小已排放污染物的扩散、辐射、蔓延的范围，把事故危害降低到最小程度。

3. 避免人员伤亡。

4. 争取尽早、彻底消除污染危害，避免遗留后患。

参考文献

[1] 李永清. 煤化工火灾爆炸事故原因调查. 武警学院学报,2014,6:84 - 87.

[2] 袁勇,邱俊男. 地铁火灾的原因与统计分析. 城市轨道交通研究,2014,17(7):26 - 31.

[3] 李大鹏. 浅谈城市高层建筑火灾消防及安全逃生途径. 中国科技纵横,2014,14:220.

[4] 李艳艳. 残障人士火灾危险. 消防科学与技术,2014,33(8):866.

[5] 后智川,梅华,毕飞. 小型商业用房火灾危险性及预防措施. 建设科技,2014,13:108 - 109.

[6] 王海龙,陈兵,陈娟,等. 解析混合气体爆炸事故. 安全,2014,35(6):44 - 45.

[7] 赵成义. 井口爆炸事故分析. 安全,2014,35(8):40 - 41.

[8] 赵天平. 煤矿瓦斯爆炸事故患者的特点及救治要点. 中国医药指南,

2014,12(6):251-252.

[9] 柏玉华,刘立文.粗苯泄漏事故应急处置与案例分析.中国高新技术企业,2014,6:102-104.

[10] 梁耀明.危险化学品泄漏事故的应急处置及后续环境治理.铁道货运,2014,32(8):17-19.

[11] 马婕.液化石油气储罐泄漏事故处置对策.中国科技博览,2014,36:51.

[12] 和丽秋.液氨泄漏事故现场处置探析.职业卫生与应急救援,2014,32(3):175-177.

[13] 熊俊杰,张国梁.一起亚硝酸盐食物中毒事故的调查和处理.现代预防医学,2014,41(15):2734-2735.

[14] 白英民.一起煤气中毒事故分析.劳动保护,2014,5:88-89.

[15] 谭庆平,邱训军,刘诚,等.一起急性职业性甲醇中毒事故调查分析.中国工业医学杂志,2014:27(2):159.

[16] 江嘉欣,陈嘉斌,陈松根,等.突发化学中毒事故现场卫生应急桌面模拟演练效果分析.中国职业医学,2013,40(6):547-550.

[17] 崔亮,殷伦祥.实验室化学灼伤事故的预防与应急处理.职业卫生与应急救援,2013,31(4):251-252.

[18] 林瑞存.化学灼伤事故原因和预防.中级医刊,1989,24(10)14-15.

[19] 杜兴才.眼化学性灼伤的治疗体会.中国伤残医学,2014,22(12):120-121.

[20] 张捷,严峥,冯鸿义.2005-2012年江阴市职业性化学性灼伤新发病例回顾.职业与健康,2013,16:2003-2006.

[21] 诺安,张晔.如何进行化学灼伤急救?上海安全生产,2013,12:65.

[22] 祁存海.浅谈突发性环境污染事故应急监测.广州化工,2014,42(2):112-113.

[23] 赵志梅,成翔,叶萍.环境污染损害评估调查工作的探讨.环境研究与监测,2013,1:50-51.

各种行军、运动伤判断与处理

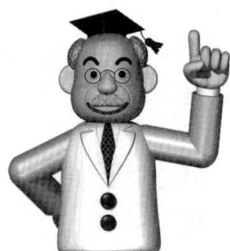

组织器官损伤诊断与处理

【定义】行军运动伤是行军运动中直接导致的任务人员的组织器官功能障碍或病理改变。行军运动伤可分为软组织损伤、骨关节损伤和器官损伤。

1. 软组织损伤 是指各种急性外伤或慢性劳损以及自己疾病病理等原因造成人体的皮肤、皮下浅深筋膜、肌肉、肌腱、腱鞘、韧带、关节囊、滑膜囊、椎间盘、周围神经血管等组织的病理损害，称为软组织损伤。临床表现：疼痛，肿胀，畸形，功能障碍。软组织损伤包括扭伤类，挫伤类，碾压伤类；有急性筋伤，慢性筋伤类；有开放性损伤类，闭合性损伤类等。

2. 骨关节损伤 指骨和（或）关节遭遇外伤或暴力作用所导致的损伤。

3. 内脏损伤 是指内脏各个部分受到损伤，主要包括：气管损伤、气胸、心脏损伤、胃部损伤、肝脏损伤、胆囊穿孔、脾脏损伤、肠道穿孔、肾脏损伤、膀胱损伤。

【临床表现】
1. 软组织损伤

（1）疼痛 与暴力的性质和程度，受伤部位神经的分布及炎症反应的强弱有关。

（2）肿胀 因局部软组织内出血或（和）炎性反应渗出所致。

（3）功能障碍 引起肢体功能或活动的障碍。

（4）伤口或创面 据损伤的暴力性质和程度可以有不同深度的伤口或皮肤擦伤等。

2. 骨关节损伤

（1）疼痛、肿胀、青紫及功能障碍是损伤较普遍的一般症状。

（2）畸形 发生骨折或脱位时，因骨端移位，出现肢体形状改变。

（3）骨擦感、骨擦音 由骨折断端相互触碰或摩擦而产生。

（4）异常活动 受伤前不能活动的骨干部位，在骨折后出现屈曲旋转等不正常活动。

（5）关节盂空虚 因位于关节盂的骨端脱出而致。

3. 器官损伤

（1）气管损伤　憋气，声音嘶哑、皮下气肿、咳嗽、胸痛、气急，咳吐带血丝的痰，呼吸困难，面色苍白，肢冷汗出，全身痉挛，意识不清，甚至窒息死亡。

（2）心脏损伤　心前区剧烈疼痛，高度气急，紫绀，短暂性昏厥，昏厥发作时可出现四肢抽搐、呼吸暂停等，以至发生休克，甚则心脏骤停。心包填塞表现为面色苍白，气急如窒，烦躁不安，脉搏细弱，心音遥远而轻微。

（3）胃部损伤　腹部疼痛不适，局部有压痛，恶心，纳差，剧烈的腹痛、呕吐，呕吐物含血液，腹部压痛明显，腹肌强直（尤以上腹部显著），肠蠕动音消失，肝浊音界消失，休克。X线检查：膈肌下可积气。实验检查：白细胞计数升高。

（4）肝脏损伤　肝脏胀痛，或有压痛，胀痛可向背部放散，肝脏肿大；剧烈的腹痛和右侧腹肌紧张，压痛和反跳痛；刺激膈肌，则有呃逆和右肩牵涉痛；重者呼吸困难，口唇苍白，口渴恶心，烦躁不安，休克状态。叩诊：右腹有浊音和移动性浊音。X线检查：显示肝阴影扩大、膈肌升高。实验室检查：红细胞计数、血红蛋白和红细胞压积，都提示进行性贫血。

（5）胆囊穿孔　恶心、呕吐、全身可呈发热、脉速、呼吸浅快等中毒症状，著触痛（以右肋下最明显），反跳痛和肌紧张。低血容量休克。

（6）脾脏损伤　腹膜刺激症状：腹肌强直，触痛，反跳痛，并可伴恶心、呕吐等。病人往往迅速休克，甚至未及抢救而死亡。

（7）肠道穿孔　轻者自觉症状不显，或有腹痛。严重者剧烈腹痛，恶心呕吐，体温增高，腹部压痛明显，反跳痛，腹壁强直，肠鸣音消失，休克。

（8）肾脏损伤　轻者仅有轻度的肾区疼痛和显微镜下见到尿中有红细胞，腰部疼痛，且常扩散到肩部，有压痛，有时尚可扪及包块，腰肌强直。血尿，高热寒颤，及全身中毒症状，休克。

（9）膀胱损伤　凡下腹部、臀部或会阴部有创伤时，或下腹部受到闭合性损伤时，患者有尿急而不能排尿或仅排出少量血尿时，均需排除到膀胱损伤。

【检查】超声检查、X线、CT扫描、核磁共振检查、血常规、心电图、胸腹腔穿刺、手术探查。

【治疗】

1. 软组织损伤

（1）对休克病人应积极抗休克治疗。

（2）立即处理活动性出血。轻微或中度出血，可采用加压包扎或填塞法止血；四肢大血管出血，先上止血带并准备尽快手术止血，术前应每30分钟放松止血带1次。失血较多时，应及时输液输血。出血不止时，应紧急手术止血。疼痛较重者，可给哌替啶或吗啡，也可给其他镇静剂、镇痛药。有骨折时，应适当固定伤肢。

（3）及时处理筋膜间隙综合征和挤压综合征。

（4）严重闭合性挫伤 早期冷敷，24~48小时后改用热敷，防治感染。若水肿严重影响肢体血液循环、严重挤压伤有肌肉功能障碍及动脉搏动减弱者，应早期切开减张。中毒症状严重，保留患肢将危及生命时需考虑截肢。

（5）开放性创伤 除表浅的擦伤及小的刺伤外，应尽早实施清创治疗。

（6）预防破伤风 开放性创伤或伤前未经全程免疫者，除注射破伤风类毒素外，可酌情在创口周围组织内或另一部位肌内注射精制破伤风抗毒素1500~3000单位。

2. 骨关节损伤

（1）关节脱位 力争早期复位。合并关节骨折的，争取在关节复位的同时使骨折片还纳回位，复位后局部固定。手法复位失败及超过3周以上的陈旧性脱位不能用闭合复位者，可酌情手术切开复位。

（2）韧带损伤 韧带部分断裂或挫伤者，可肢体取功能位固定。韧带完全断裂者需行修补术。合并骨折时应同时实施复位及内固定术。

（3）开放性关节损伤 在进行清创时，彻底清除异物、游离骨及软骨碎片，彻底清洗关节腔。如有脱位应及时复位。若关节损伤严重不能恢复正常功能者，应在彻底清创的基础上行关节切除术或关节融合术。控制感染。关节功能锻炼，以免关节腔内粘连。

3. 骨折

正确实施移位骨折段的复位与固定，必须将肢体固定于功能位或治疗要求体位，骨折部位确实固定。未固定的关节应充分功能活动，以防僵硬。拆除固定后应使患肢充分活动，以恢复其功能，必要时可配合理疗、体疗、中草药外敷及康复治疗。

（1）颅脑外伤 伤后清醒无手术指征者应进食高热量、高蛋白、高维生素、易消化食物，以保证充足的营养物质供给，促进损伤的修复；持续昏迷伤后24小时应鼻饲流质，以保障营养的供给；有消化道出血时，应暂进食，经止血后方可进食。开放性脑损伤应早期清创缝合，使之成为闭合性脑损伤。

（2）鼻骨骨折　单纯鼻骨骨折无移位者，鼻腔给予止血可不作其他处理。有时鼻畸形者应在肿胀发生前或消肿后进行鼻骨复位。但应在受伤后一周内进行，超过两周者，因骨痂形成使复位困难。由于未及时整复后遗畸形者，需行成形术矫正。

（3）脊柱受伤　急救和搬运：由于急救和搬运不当可使脊髓损伤平面上升或由不完全损伤变为完全性脊髓损伤。不要用软担架，宜用木板搬运。先使伤员两下肢伸直，两上肢也伸直放在身旁。木板放伤员一侧，由2~3人扶伤员躯干。骨盆、肢体使成一整体滚动移至木板上。防止躯干扭转或屈曲，禁用搂抱或一人抬头，一人抬腿的方法。对颈椎损伤病员，要托住头部并沿纵轴略加牵引与躯干一致滚动。伤员躯体与木板之间要用软物予以固定。搬动中要观察呼吸道有否阻塞并及时排除。并检查呼吸、心率和血压等变化，予以纠正。

稳定性骨折且无脊髓压迫者采取复位、固定、功能锻炼等保守治疗。不稳定骨折伴有脊髓压迫采用手术治疗。

（4）肋骨骨折　一般处理：镇痛剂或镇静剂，或自控止痛装置等；鼓励患者咳嗽排痰，清理呼吸道分泌物，防治并发症。

闭合性单处肋骨骨折者固定胸廓，多能自行愈合；闭合性多根多处肋骨折反常呼吸明显者，在外侧胸壁放置牵引支架并固定在支架，必要时行气管插管或气管切开；开放性肋骨骨折：彻底清创，不锈钢丝固定肋骨断端，穿破胸膜者作胸腔引流术，预防感染。

（5）气胸　严格卧床休息，吸氧，给予镇静、镇痛药物，避免用力和屏气动作，保持大便通畅。胸腔穿刺抽气，胸腔闭式引流，预防感染。

（6）肺挫伤　治疗目的为维护呼吸和循环功能以及适当处理合并伤。伴有低血容量休克者需及时补充血容量，保持正常的胶体渗透压和总渗透压。

（7）手外伤　现场局部加压包扎止血，大血管损伤则采用止血带止血；无菌敷料或清洁布类包扎伤口；转运过程均适当加以固定，范围达腕关节以上。争取在伤后6~8小时内进行早期彻底清创。手部骨折和脱位应争取早期复位和固定，防止感染，早期功能锻炼防止关节僵直。肌腱损伤范围小于50%其损伤肌腱功能可能被其他肌腱代替，可不予进行创伤性修复手术。神经损伤应尽早清创一期修复。

（8）锁骨骨折　无移位和青枝骨折者可用有弹性金属尾或树、植物杆加三角巾悬吊，通常2~3周。有移位的锁骨中段骨折需采用手法复位后外成形固定。如伤者不能忍受8字绷带、影响外观、合并神经、血管损伤、开放、陈旧不愈合、锁骨外端骨折、合并喙锁韧带断裂者需行切开复位内固定手术。

（9）肱骨外科颈骨折　单纯裂缝骨折或嵌插无移位骨折无需固定，三角巾悬吊患侧上肢3周。移位明显的肱骨外科颈骨折需在局麻下行手法整复，超肩关节夹板固定。病人坐位，助手沿外展方向牵引，肩部有反牵引。术者两拇指抓住骨折近段外侧，其余四指环抱骨折远段内侧，待重迭完全矫正后采取牵拉、端挤手法，助手将病人肘关节内收，如果有向前成角畸形，可用前屈上举过顶法矫正。复位后用4块夹板超关节固定。或用石膏固定于贴胸位3周，固定后强调早期功能锻炼。内收型骨折的治疗原则与外展型相同，手法及固定形式相反。手法复位不成功，复位不满意，或骨折后3~4周未经复位，仍有明显移位青壮年，应采用手术复位内固定。

（10）肱骨干骨折　肱骨干骨折一般用夹板或U形石膏固定。合并桡神经损伤者行小夹板或石膏固定，观察1~3月神经无恢复可手术探查。开放骨折无神经受损时，可彻底清创，关闭伤口，闭合复位外固定；伤情严重者需行清创、神经、血管探查和骨折复位固定治疗。

（11）股骨颈骨折　外固定，内固定，人工关节置换。

（12）股骨干骨折　无股动、静脉、腘动静脉的破裂和股骨骨折后骨髓腔的出血导致休克者，应密切观察和治疗休克。牵引治疗用以持续牵引克服肌肉收缩，要经常复查以防骨折移位或成角愈合。牵引失败，软组织嵌入，合并重要神经、血管损伤，需探查者需要手术治疗。

（13）胫腓骨骨干骨折

①闭合性骨折　如有显著移位，原则上应采取：

手法复位和外固定：麻醉成功后，两个助手分别在膝部和踝部作牵引与反牵引，术者两手在骨折端根据透视下移位的方向，推压挤捏骨断端整复，复位后可用小夹板或长腿石膏固定。

骨牵引、骨外固定法。

切开复位内固定：对整复不良，成角畸形以致膝、踝关节面不平行，肢体负重线不正，以及多次整复失败，畸形愈合，骨不连者，均应切开复位，酌情采用加压钢板、钢板螺丝钉、单螺丝钉、髓内针等内固定。术后再用长腿石膏外固定 10~12 周。

②开放骨折　应早期彻底清创，争取一期缝合伤口；如有皮肤缺损，应设法旋行减张切口，植皮等闭合伤口。如系伤后时间不太长，伤口污染不太重，清创比较彻底，手术同时可行内固定。术后应加强抗感染措施。

（14）筋膜间隙综合征的治疗　无论小腿的闭合骨折还是开放骨折，若有筋膜间隙综合征的现象都应作为紧急情况对待，骨折复位后密切观察，抬高伤肢，如不缓解应速施行彻底的筋膜长轴向切开（包括深层筋膜）缓解内压改善血循环。如发现已有肌肉广泛坏死、感染、血循环不见恢复好转，必要时应施行截肢，密切注意肾功能状态，防止急性肾功能衰竭。

4. 器官损伤

（1）抗休克治疗　休克的预防和治疗是最首要的急救措施，也是手术前的必须准备，包括输血、输液以及兴奋剂的应用等。

（2）紧急外科手术　处理的方法依损伤的位置、感染的情况和有无伴发损伤而定。

阴部损伤诊断与处理

行军运动中，以动为主，各种障碍物频繁出现，因此阴部损伤常见。

1. 男性会阴部外伤

（1）临床表现

①阴茎外伤的共同症状包括疼痛、肿胀、尿血、排尿障碍等。

②阴囊受外伤后会出血肿大，阴囊部的皮肤变得青紫或乌黑，疼痛剧烈。

③睾丸外伤后出现剧裂疼痛，向下腹、腰舱甚至上腹部放射，严重者发生休克。

（2）治疗

①阴茎外伤

阴茎挫伤：一般可自行愈合，若血肿明显可抽吸或切开引流。

阴茎折断：早期手术，清除血肿，缝合白膜。

阴茎脱位：手术复位。

阴茎离断：再植或再造。

伴有尿道损伤应行尿道修补，耻骨上膀胱造瘘。

②阴囊外伤

病人静卧，用绷带将阴囊托起，局部冷敷。2～3 天以后改用热敷，以促进血肿的吸收。

血肿较大、积液较多时，应进行穿刺抽液，并注射透明质酸酶 1500 单位，以加速血肿的吸收。

出现感染症状并伴发热时，适当使用抗生素。

③睾丸外伤

早期手术探查以降低睾丸切除率。

对睾丸切除或术后睾丸萎缩而继发男性激素分泌不足者，应补充男性激素治疗或施行睾丸移植术。

2. 女性会阴部外伤

（1）临床表现

①阴唇血肿：外阴剧烈肿痛、局部青紫，触痛明显。

②阴道撕裂伤：剧烈疼痛和大量的出血，可以造成出血性休克。阴道检查可见阴道四壁或穹隆部的伤口及出血。

（2）治疗

①阴唇血肿

血肿直径小于 5 厘米且无增大迹象者首选保守治疗，可采用冷、热敷和理疗。

血肿直径大于 5 厘米或者不断在增大者，应选择适当的部位切开，彻底清除血肿。

对于血肿直径大于 15 厘米者，在清除血肿，充分止血，防止血肿复发的同时要注意全身循环状态，必要时考虑输血来维持体液平衡。

充分引流、抗菌药应用预防感染。

留置导尿管，避免污染、减少疼痛

②阴道撕裂伤

清创、止血、维护生命体征的平稳。

分层缝合撕裂组织，修复阴道的结构。

充分引流，预防感染。

留置导尿管，保证局部清洁。

3. 肛门外伤

（1）临床表现

①肛门部位疼痛。

②伤后早期检查可见肛门部及其四周组织裂伤、出血，肛管括约肌横断者，常有粪便流出与污染。

③时间较久者局部有严重感染，可见臀大肌深部蜂窝织炎。

④直肠指检提示有肛管括约肌断裂，或低位直肠有穿破。

（2）治疗

①监测生命体征，抢救休克，维持生命体征平稳。

②局部清洁无明显感染者，清创后应将组织对齐后缝合修复，防止畸形愈合。

③感染明显者应清创后充分引流，控制感染后再考虑闭合创面。

④彻底清创、充分止血，可靠引流、防治感染。

⑤术后留置导尿管、肛管，减少局部污染。

【行军运动伤的预防】

1. 制定合理的行军计划路线，采用不同体质行军速度分类方式。

2. 确保中途休息场地安全性。

3. 注意休息间隔的时间控制。

4. 加强自我保护的督促、特殊路线环境的提前告知动员。

5. 注意补充水分、食物。

6. 注意卫生，加强管理。

7. 及时发现伤者、对有损伤经历者，命令卫生人员给予诊治，不提倡隐瞒、坚持，以免延误治疗。

参考文献

［1］宁安,郭宏刚,李昱.479 例训练伤原因分析及预防策略.武警后勤学院学报:医学版,2014,7:613－614.

［2］董启滨,汪文涛.新学员军事训练伤防治探讨.华南国防医学杂志,2014,3:245－246.

［3］蔡玉祥,何建邦,刘伟春,等.部队发生训练伤的特点规律及应对措施.东南国

防医药,2014,16(4):447-448.

[4] 高百春,解汝庆,魏立,等.水面舰艇护航任务中乘员常见训练伤调查及预防措施.实用医药杂志,2014,31(7):642-643.

[5] 赵东胜,郑国威,刘源.特战青年军官队员训练伤病调查与分析.军事体育学报,2014,32(2):50-51.

[6] 张宣东,王晶,张友义,等.新兵训练期间女兵患病情况调查与分析.海军医学杂志,2014,35(2):137-139.

[7] 王小平,周玉来,宋国林,等.综合心理干预对武警某部新兵训练伤的影响.中国民康医学,2014,26(5):12-14.

[8] 丁永超,马跃,陈艺樟,等.海军军事训练伤致伤因素分析及对策.人民军医,2014,57(4):358-360.

[9] 丁峰.坚持科学组训有效预防训练伤.解放军健康,2014,2:4-5.

[10] 杨宇,王兵,刘欣伟,等.Lisfranc 关节损伤 14 例外科治疗分析.临床军医杂志,2014,2:207-209.

[11] 张新军,向彬.抓实训练伤预防工作的"三个关键".解放军健康,2014,2:6-7.

[12] 黄文砚,杨杰,杨飞.军事训练伤预防控制的训练学思考.人民军医,2014,57(3):258-260.

[13] 陈本友,何启宇.药物封闭加推拿治疗慢性训练伤临床分析.航空航天医学杂志,2014,25(2):199-200.

[14] 刘克非.军事训练伤与膝关节骨性关节炎的诊治体会.中国医药指南,2013,11(27):586-587.

[15] 庞爽,尤艳丽,钱小路,等.针刀疗法治疗军事训练伤现状.湖北中医药大学学报,2013,15(6):70-71.

[16] 鲜耀国,严志刚,董晓莉.军事训练致踝关节损伤214例疗效分析.西北国防医学杂志,2013,34(5):453-454.

[17] 崔岩,潘昭勋,曲连军,等.军事训练致肘关节顽固性疼痛52例诊治分析.人民军医,2013,56(7):769-770.

[18] 余华平.关于群体训练伤防治的几点思考.中国医药指南,2012,10(17):F0003.

外伤现场处理与
伤口注意事项

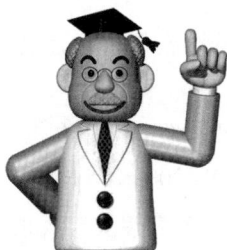

外科小型伤口的处理

【定义】伤口是因物理、机械或热力等外界因素造成人体皮肤、黏膜、组织的缺损或破坏。通常伤口的分类多为擦伤、烧（烫）伤、压伤、刺伤、割伤、咬蜇伤等。如果能正确地处理这类伤口，就可以避免不必要的微生物感染，加速伤口的愈合并减少留下疤痕的可能。表浅、组织损伤轻微的伤口可以自行处理，而对于比较深、局部损伤大、出血较多的伤口，则需要马上到医院作进一步处理，以免延误治疗。

【伤口处理所需物品】

1. 清洗消毒剂　碘伏、75% 乙醇、3% 双氧水、2% 红汞、0.9% 生理盐水等。

2. 敷料类　纱布块、棉球、棉签、绷带、胶布等。

3. 用具　手术包、针、线、纱布块、止血钳、镊子、剪子、胶布等。

【日常小伤口处理原则】

1. 止血　对于很小的伤口，直接用手按压伤口几分钟后即可止血，伤口较大时可以选择用干净的布或手帕压着流血的部位，维持 15 分钟也能达到止血效果。

2. 清洁　在清理掉伤口上的异物后，用酒精或生理盐水消毒伤口，如果条件有限，也可以用烧开的凉水冲洗伤口，若身边有抗生素、药膏等药物可擦在伤口上，切勿使用牙膏、酱油等，以免引起伤口感染。

3. 包扎　对于稍大的伤口，建议使用创口贴或者纱布稍微包扎，以防止再次被外界异物污染和弄伤。

4. 后期护理　不去抓瘙痒的伤口，以免伤口反复及疤痕扩大。

【常见的伤口类型及处理方法】

1. 擦伤　可用碘酒、酒精棉球进行伤口周围的消毒，没有条件者可用淡盐水或自来水冲洗。让伤口自然暴露在空气中，以待愈合。

2. 烧烫伤　不要随意涂搽以下物品如红药水、紫药水、醋、酱油、肥皂、牙膏、生姜汁或蛋白等，以免导致伤势恶化。一度烧烫伤，应立即将伤处浸在凉水或冰水中，以起到降温、止痛等作用，随后用鸡蛋清或烫伤膏涂于烫伤部位。伤口疼痛难忍且有水泡为二度烧烫伤，切记不要弄破水泡，以免造成感染。迅速到医院进行治疗。对于较严重的三度烧烫伤者，应立即用清洁的布进行包扎，避免再次损伤，创面不要涂药，迅速到医院治疗。

3. 刺伤　刺伤是尖锐致伤物刺入体内所引起的开放性创伤，伤口多较小，但其深度可因作用力大小而不同，常见于手掌或足底被尖玻璃、竹刺、铁钉等锐利物刺伤。在处理上首先要仔细检查伤口是否留有异物，若有，应小心地顺着刺入方向拔出。确认伤口无异物后，轻轻挤压伤口周围，挤出少量血液，在伤口及周围涂擦碘酒，再用清洁的毛巾或手绢包扎伤口。对于刺伤的伤口无论大小都应在伤后 12 小时内去医院注射抗破伤风药物。

4. 割伤　割伤是锐器作用于人体所致的软组织损伤。常见的锐器有刀剪、玻璃片和竹片等。由于伤口比较干净，普通清洗即可。一般的出血，需要用干净的纱布或毛巾等在出血部位加压包扎即可，如果手的动脉损伤发生大出血，则需要用止血带或弹性胶管束缚上臂 1/3 部位止血，在送医院途中每隔 1 小时松开止血带 5 ~ 10 分钟。不要使用尼龙绳、电线等捆扎以免加重出血。

5. 咬蜇伤　通常以猫狗抓咬伤、蜂蜇伤为主。猫狗抓咬伤对组织有切割、撕扯作用，常伴不同程度的组织挫裂伤，由于动物口腔中有大量细菌，可进入伤口，因此切不可忽视。冲洗伤口要分秒必争，以最快速度把沾染在伤口上的狂犬病毒冲洗掉，冲洗前应先挤压伤口，排去带毒液的污血，但绝不能用嘴去吸伤口处的污血。对于较深的伤口宜清创，彻底消除异物和坏死组织，用大量生理盐水、双氧水等冲洗，伤口原则上不缝合，同时使用抗生素，首次注射狂犬疫苗的最佳时间是被咬伤后的 48 小时内，越早越好。

蜂蜇伤是被蜂（蜜蜂、大黄蜂、胡蜂）蜇伤后出血局部和系统中毒症状，如不及时抢救，常可危及生命。局部处理可用小针挑拨或胶布粘贴，取出蜂刺，不要挤压，以免毒汁进入皮内引起严重反应，立即绷扎被刺肢体的近心端，每隔 15 分钟放松 1 次，绷扎时间不宜超过 2 小时，尽快确定被何种蜂类蜇伤，如为蜂蜜蜇伤，蜜蜂的毒液为酸性，可用肥皂水等弱碱性液洗敷伤口，以中和毒液；如为黄蜂蜇伤，黄蜂的毒液为碱性，可用醋酸中和，局部红肿处可外用炉甘石洗剂以消散炎症。

【家庭小伤口处理的常用物品】

1. 创可贴　擦伤、割伤先用碘酒及酒精迅速擦拭伤口，然后将创可贴无菌面朝向伤口进行粘贴。有毛发的地方、关节活动的地方不要使用创可贴；注意，炎热潮湿的环境下，不宜使用创口贴。

2. 纱布 用纱布包扎伤口，可以用胶布固定，但不要包扎过紧。

3. 碘酒 主要用来清洁伤口，但面部皮肤和黏膜部位不能使用碘酒，而且不宜让碘酒在皮肤处停留太久。

4. 酒精 用来消毒和物理降温，因为酒精对伤口都有一定的刺激性，酒精过敏者禁用，且要避免。

5. 其他 消毒棉签、消毒纱布块、绷带、医用胶布、医用小剪刀、一次性注射器等，可灵活准备。

雨水环境下外伤处理

【**概述**】雨水成分差异明显，绝大多雨水都溶有化学物质、空气中的灰尘细菌、病毒等微生物。伤口破溃以后经雨水浸泡，很容易导致伤口炎症，严重者可出现伤口溃疡、坏疽等严重感染症状。

【雨水浸湿后的外伤处理】

1. 检查伤口部位，用生理盐水反复清洗伤口，清除伤口的异物。

2. 伤口部位涂以碘伏消炎。

3. 伤口部位有渗出时，对渗出物进行细菌培养以选择抗生素。

4. 伤口渗液较多并伴有较多脓液时，可使用生理盐水冲洗伤口后进行伤口的引流处理。

5. 感染严重时，需要及时清创，清除坏死组织和感染源。

6. 伤口处理后每天换药。普通感染伤口使用碘伏纱条或是涂抹抗生素的纱布进行换药治疗。较为严重的伤口可使用促进伤口快速愈合的药物进行换药治疗。

7. 注意做好伤口的保护。

海水浸泡环境下外伤处理

【**概述**】海水的平均盐度为 34.7%，平均比重为 1.0255～1.0285，pH 值为 8~8.4，碱性，海水里含有大量致病微生物。外伤合并海水浸泡时，海水经伤口进入体腔后，可加重局部及全身性损伤。严重者机体处于高渗脱水状态，血液凝固性增强，多发性微血栓形成，血流动力学及电解质紊乱，并增加淹溺风险。

【海水浸泡外伤处理】

1. 外伤的常规处理。

2. 纠正组织细胞内严重脱水、血液浓缩、局部组织灌流不足、高渗环境对机体的不良影响。

3. 休克时不宜用高张盐液，而以输入等张盐液或低张盐液来纠正水电解质和酸碱平衡紊乱，改善休克状态。

4. 合理应用糖皮质激素及抗生素。

污泥环境下外伤处理

【概述】 污泥环境下的外伤，由于其可能被大量异物与病原微生物污染，造成感染机会大大增加。

【污泥污染伤口的处理】

1. 彻底清创。彻底引流和清创常比抗生素更重要。

2. 外伤的常规处理。

3. 对破伤风杆菌、梭状芽孢杆菌、肉毒杆菌感染的有效防治。

4. 高压氧治疗可作为抗生素和外科手术治疗的补充疗法。

钝器伤的诊断与处理

【定义】 钝器伤是是由钝器（即无锋利刃缘、尖端的物体）作用于人体造成的机械性损伤。由于钝器种类繁多，因此造成的损伤形态多种多样。最常见的钝器为棍棒、斧锤、砖石，其次为徒手伤及其他。钝器伤有擦伤、挫伤、挫裂创、骨折、内部器官破裂或肢体断离等。其中以擦伤、挫伤和挫裂创最多见。挫伤常与擦伤并存，挫裂创皆伴有擦伤和挫伤。

【诊断】

1. 患者自述、体征和伤口形态等。

2. 各种辅助检查，如 B 超、胸片、CT 等。

3. 手术探查。

【治疗】

1. 除去异物的污染及坏死的组织。

2. 常规消毒包扎。

3. 避免血肿块的形成。

4. 及时修补重要的构造。

5. 早期修补伤口可以减少疤痕的形成。

6. 其他外伤的常规处理。

锐器伤的诊断与处理

【定义】具有锋利刃口或（和）锐利尖端的器物作为致伤物时，称为锐器，由其造成的机械损伤称为锐器伤。

【临床表现】锐器因作用于人体的方式不同或运动方式不同，可形成不同类型的锐器伤，如切创、砍创、刺创、剪创、锯创等，以及复合形式的锐器创，如砍切创、刺切创、刺剪创、剪切创等。锐器破坏皮肤全层的完整性，使之分离形成创。锐器伤创角尖锐，创缘整齐，创壁平滑，无组织间桥，创腔较深，创口出血明显。锐器伤后存在发生经血液、体液传播疾病的危险。

【诊断】

1. 患者自述、体征和伤口形态等。

2. 各种辅助检查，如 B 超、胸片等。

3. 手术探查。

【治疗】

1. 表浅小范围锐器伤紧急处理，伤后立即从近心端向远心端将伤口周围的血液尽可能挤出，或将伤口放低，让血液流出，然后用肥皂水或清水冲洗，再用 0.75% 安尔碘消毒，禁止进行伤口局部挤压。常规消毒包扎。

2. 对较深伤口必要时扩大伤口，彻底清创，并进行缝合处理。

3. 锐器被体液污染或疑似污染时，需对病人进行相关的化验检查并对应治疗。

4. 其他处理方法见本书相关章节。

参考文献

[1] 罗晓棠. 如何观察处理伤口. 河北医科大学学报,2014,5:545－547.

[2] 游昌敏. 不同会阴伤口处理方法疗效观察. 中外医学研究,2014,12(13):38－39.

[3] 周静娣. 慢性伤口门诊处理中的风险评估与护理. 现代实用医学,2013,25(9):1070－1071.

[4] 陈远卓. 夏季外伤多 学会巧处理. 自我保健,2013,8:56.

[5] 陈玲. 儿童犬咬伤后伤口紧急处理及狂犬病疫苗接种的护理体会. 中国医药科学,2013,3(11):109－110.

[6] 徐向华,梁丽芳. 浅谈外科伤口处理换药原则及护理. 中国医药指南,2013,11(4):625－626.

[7] 潘蕾,吴溯帆,严晟,等. 儿童面部外伤急诊处理. 中华医学美学美容杂志,2014,3:196－198.

[8] 罗志平. 急诊手外伤处理的临床治疗措施对策. 现代诊断与治疗,2013,24(13):2990－2991.

[9] 郝占国,陈宁,赵艳梅. 一种新型便携式外伤处理、镇痛包的研制. 医疗卫生装备,2013,34(6):31－32.

[10] 张平州. 探讨开放性手外伤的早期处理方法. 河南外科学杂志,2013,19(2):112－113.

[11] 安永天. 胸腹部联合外伤急诊处理. 中国卫生产业,2012,9(27):115.

[12] 王利平. 眼睑及头面部外伤的处理体会. 实用医技杂志,2012,19(11):1190－1191.

[13] 李正天,姜洪池. 肝外伤处理的进展与趋势. 中华肝胆外科杂志,2012,18(1):69－72.

[14] 顾连峰. 腹部外伤的急救处理分析. 临床合理用药杂志,2011,4(12x):170.

［15］ 薛明祥．腹部外伤的急救处理措施．中国现代药物应用,2010,3:35.

［16］ 王丽萍,王颖,李梅,等．喉、气管外伤紧急处理临床分析．中国医疗前沿,2009,10:60－61.

［17］ 于爱国．偏远山区地震外伤伤口处理111例．空军总医院学报,2008,24(3):184－185.

［18］ 钟毓贤．钝器伤后失血性休克诱导的多器官功能衰竭的发展变化．中国危重病急救医学,2011,23(11)664.

［19］ 丁盛,俞永康,刘宝玉,等．胸部钝器伤与锐器伤临床特点比较．西南国防医药,2010,20(4):398－400.

［20］ 李光日,范萌,魏锋．18例心脏锐器伤破裂的救治体会．中国医药指南,2014,12(16):255.

［21］ 孔祥红,孙传武．胸部锐器伤13例临床分析．中国伤残医学,2014,22(3):64－65.

野外人身安全防范

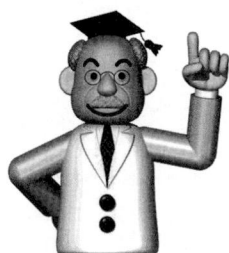

野外环境怎样防雷

【概述】雷电是带有大量电荷的云层与云层间、云层与空气间或云层与地面间的电位差急剧增大，以致在极短的时间内产生的巨大自然放电现象。雷电对人的伤害包括：直接雷击、接触电压、旁侧闪击和跨步电压。

【雷电伤的临床表现】

1. 全身反应　当即昏迷，呼吸浅快或暂停，迅速发生呼吸麻痹，血压下降，心律不齐，心动过速或心室纤颤，复苏不利，终致呼吸、心跳停止。

2. 局部表现　一个电流入口和一个以上的电流出口，这是电击伤的特殊表现。一般入口皮肤烧伤范围不大，但是烧伤严重，出口烧伤范围较大而烧伤程度较轻，皮肤烧伤多呈椭圆形黑炭状、焦糊状，表皮爆开的干裂口损伤可达皮肤、骨骼、颅脑、内脏、脊髓等。

【治疗】

1. 如果病人呼吸、心跳已经停止，应立即就地行心肺复苏。

2. 若病人狂躁不安、痉挛抽搐时，需对其作头部冷敷。

3. 在急救条件下，电灼伤的局部只需保持干燥或包扎即可。

【预防】

1. 户外雷电防范

（1）不宜进入棚屋、岗亭等低矮建筑物。

（2）不宜躲在大树底下。

（3）不宜在旷野中打雨伞等金属物体。

（4）不宜在水面或水陆交界处作业。

（5）不宜快速开摩托车、骑自行车。

（6）不宜进行户外球类活动。

2. 雷电发生时正确的姿势

（1）雷电发生时，立即趴在地面比较安全，或双手抱膝并蹲下，尽量低头，注意不要用手碰触地面。

（2）当来不及离开高大物体时，应尽快用干燥的绝缘体置于地上，脚部不要放在绝缘物体以外。

（3）不要手拉手一起走，躲避时人与人之间应有一定的距离，避免导电。

（4）当看到高压线遭雷击断裂后，立即双脚并拢，跳着逃离现场。

3. 雷电击伤的急救措施

（1）迅速将病人转移到能避开雷电的安全地方。

（2）对症治疗　如果患者未失去知觉，神志清醒，曾一度昏迷，心慌，四肢发麻，全身无力，应该就地休息1~2小时，并作严密观察；如果已失去知觉，但呼吸和心跳正常，应抬至空气清新的地方，解开衣服，用毛巾蘸冷水摩擦全身，使之发热，并迅速请医生前来诊治；如果患者无知觉，抽筋，呼吸困难，逐渐衰弱，但心脏还跳动，可采用口对口人工呼吸；如果患者已无知觉，抽筋，心脏停止跳动，仅有呼吸，可采用人工胸外心脏按压法；如果患者呼吸、脉搏、心跳都停止，应口对口人工呼吸和人工胸外心脏按压。

野外环境怎样防风

【概述】野外强风造成树木岩石等可能因抗风能力不足而被吹倒或吹落，都可能造成人员伤亡。台风时多伴有暴雨，甚至是大暴雨或特大暴雨。暴雨容易引发洪水、山体滑坡、泥石流等地质灾害。台风所致的风暴潮容易冲毁海塘堤防、涵闸、码头、护岸等设施，能造成海堤决口、海水倒灌，甚至可能直接冲走附近人员，造成人员伤亡。

【预防】强风或台风来临时，不要在危旧住房、工棚、临时建筑、脚手架、电线杆、树木、广告牌、铁塔等容易造成伤亡的地点避风避雨。船只回港或就近避风。停止高空及户外危险作业，停止露天集体活动。居民切勿随意外出。当台风中心经后，风力会减到最小或静止一段时间，切记大风将会转风向并突然重新吹袭，要继续留在安全处避风。

野外环境暴雨中安全防范

【概述】

1. 应及时在安全区域避雨。避免在巨石下、悬崖下、山洞口、铁塔、烟囱、电线杆等高大物体处躲避雷雨。

2. 不要在开阔地带狂奔，更不要打伞。若水深已到膝盖，行走在路要上远离机动车辆，以免车辆行驶过时，水浪将人晃倒呛水。

3. 在山区容易暴发山洪，应该注意避免渡河，注意防止山体滑坡、滚石、泥石流伤害。

4. 在游泳或在小艇上遇暴雨，应马上上岸。

5. 在大的船上遇暴雨，应躲到甲板下并避免接触任何金属物品。

6. 开车在路上时尽量找地势高处等待洪水通过后方可继续赶路。车在雨中熄火后不能再次启动。若熄火后所处地势较低，洪水汇集，应果断弃车逃离。

7. 受到洪水威胁且时间充裕时，应向山坡、高地等处转移。

8. 受到洪水包围时，要尽可能利用船只、门板床等做水上转移。来不及转移时，立即爬上高处做暂时避险，等待援救。不可单身游水转移。在暴雨中身处险境时应尽可能联络求助并告知具体位置，以便在出现突发情况时方便救援。

9. 如果必须要走时，要选择地势高的地方，如果路已被水淹，可用树枝或脚试探慢行，也可跟在前面人的后面随行。

10. 雷电交加时如身上有刺痛感或头发竖起时，应立即趴在地上，并拿掉身上携带的金属物品。

11. 水性不佳发生溺水时，保持冷静，不要慌乱挣扎，以防无效挣扎迅速消耗体力。切忌惊慌呼救以防呛水。在水中先弯腰抱膝，人体就会自动形成肩背向上的漂浮状态不致下沉。随后尝试保持该姿势并松开一只手缓慢上举露出水面，摆动手以利他人发现并救援。当有人徒手前来救援时，决不去抓抱缠绕救援者，听从救援者指挥并配合。当有救援者将任何救援器材（械）抛投过来时，要尽全力抓住并固定在身上，再以双手抱握器材，保证自身头部能露出水面。

12. 在水中被困车内时立即解开安全带和车门安全锁，打开或击碎车窗，只有当车内充满水后才有可能打开门。在打开车门后，尽快向旁边游开。

【驻地环境的地形选择】 近水：营地要选择离水源近的地方，这样既能保证做饭饮用的用水，又能提供洗漱用水。但在深山密林中，靠近水源会遇到野生动物，要格外小心注意。

背风：最好是在小山丘的背风处，林间或林边空地、山洞、山脊的侧面和岩石下面等。

避险：营地上方不要有滚石、滚木，不要在泥石流多发地建营，雷雨天不要在山顶或空旷地上安营，以免遭到雷击。

防兽：建营地时要仔细观察营地周围是否有野兽的足迹、粪便和巢穴，不要建在多蛇多鼠地带，以防伤人或损坏装备设施。要有驱蚊、虫、蝎药品和防护措施。在营地周围遍撒些草木灰，会非常有效地防止蛇、蝎、毒虫的侵扰。

日照：营地要尽可能选在日照时间较长的地方，这样会使营地比较温暖、干燥、清洁。便于晾晒衣服、物品和装备。

平整：营地的地面要平整，不要存有树根草根和尖石碎物，也不要有凹凸或斜坡，这样会损坏装备或刺伤人员，同时也会影响人员的休息质量。

卫生：垃圾和厕所应该远离营地，以减少苍蝇的干扰。由于大多数常见疾病是通过水源传染的，所以饮用水应极力避免污染，如可能，食物残渣和垃圾要用火焚毁。

【水中救援的注意事项】

1. 快速、认真观察环境后，投入木板、救生圈、长杆等，让落水者攀扶上岸。或迅速游到溺水者附近，从其后方出手救援。

2. 将溺水者救上岸后，首先判断溺水者意识和生命体征，如果均正常可视情况帮助清除口腔、鼻咽腔的呕吐物和泥沙等杂物，加强护理。

3. 如果溺水者意识丧失，生命体征存在时，去除溺水者口腔异物，使其保持呼吸通畅。

4. 如果溺水者呼吸心跳已停止，应立即进行心肺复苏。胸外按压可提高胸内压，有助于异物排除。在水中救援人员捏住患者鼻孔、支持头部、开放气道有困难，可采用口对鼻呼吸取代口对口呼吸。不必清除气道内误吸水分。

参考文献

[1] 张潜玉. 对农村防雷工作的思考. 创新科技,2014,16:92.

[2] 葛建胜. 雷电伤患者血清钾浓度变化的探讨. 临床医学,2005,25(8):67.

[3] 罗延尧. 群体雷电击伤的急救与护理. 中国中医药咨讯,2010,34:255-256.

[4] 柴枝楠. 雷电击伤现场救护很重要. 中老年保健,2007,7:16-17.

[5] 容小翔. 雷电击伤的急救与预防. 医疗保健器具:医疗器械版,2002,8:82-83.

[6] 朱文英. 雷电交加防雷击. 农家科技,2001,9:36.

[7] 李剑,董倢礽. 军中视角下的匪律宾风灾救援. 环球军事,2014,2:18-21.

[8] 黄敬聪. 牛田洋"七二八"风灾事件反思. 传承,2013,9:24-25.

[9] 满苏尔·沙比提,娜斯曼·那斯尔丁,陆吐布拉·依明. 南疆近60年来风灾天气及灾度时空变化特征. 地理研究,2012,31(5):803-810.

[10] 木丁. 暴雨中安全行车的注意事项. 交通与运输,2014,30(4):77.

[11] 刘少才. 洪水:避险与自救. 防灾博览,2010,4:67-69.

[12] 晓晓. 泥石流灾难如何自救. 防灾博览,2010,5:85.

[13] 许泉. 荒野求生点滴 贝尔·格里尔斯教你野外生存与自救. 现代兵器,2009,6:55-63.

[14] 凌翔. 野外自救. 知识就是力量,2000,6:8-9.

救援与防护

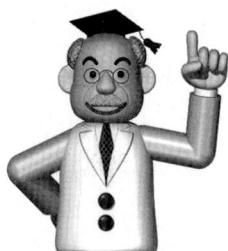

自然灾害救援特殊注意事项

【定义】自然灾害是以自然界作用为发生的原动力，使人类社会结构和人类生存环境超过承受力的极限而失去固有的平衡和稳定，造成人类赖以生存的基础破坏或功能失效，以导致人类及社会损失为特征，在一定时间内难以靠自身力量恢复的突发事件。

对我国影响最大的自然灾害分为：气象灾害、海洋灾害、洪水灾害、地震灾害、农作物生物灾害、地质灾害、森林火灾、森林生物灾害8个类型。

热带地区由于其特殊的地理环境和气候，常见的自然灾害为：气象灾害、海洋灾害。

热带气象灾害中最常见的是热带气旋和干旱。

海洋灾害包括风暴潮、海啸、赤潮等。

【热带灾区救援的特殊性】

1. 救援队应配备降温、除湿装备保证所有药品、器材具备热带气候下的有效性。

2. 高温湿热，蚊虫孳生，灾后容易引发中暑、疟疾、登革热、热带皮肤病、感染性腹泻等疾病。

3. 创伤后感染、脱水、休克发生时间早且严重，宜早期彻底清创，防止化脓和厌氧菌感染，尽早抗休克和应用抗生素、破伤风抗毒素，使伤员尽快得到有效救护。

创伤愈合时间延长，创面菌群会更复杂。

4. 应防治救援队员中暑　高温、湿热、救援工作强度高与持续时间长，使得救援队员极易中暑，严重可致热射病。救援队应进行中暑防治宣传教育，提高救援队员防治中暑的能力和意识；救援队员可轮换工作，合理安排救援工作时间和强度，减少受热、防止过度疲劳；加强日常生活管理，确保救援队员休息和良好睡眠；搞好膳食营养和水盐供应保障；装备救援时必备解暑药物。

5. 虫媒传染病防治　热带地区虫媒传染病主要有疟疾、登革热、乙型脑炎等。防蚊、灭蚊是预防疟疾、登革热的主要措施。需要加强营区卫生管理、铲除杂草、清理垃圾、彻底清除蚊蝇孳生地、做好个人防护。要求队员穿长衣长裤，头、颈、手等暴露部位涂抹驱蚊剂，在蚊帐内休息。

6. 皮肤病防治　气候闷热、潮湿、昆虫、节肢动物、皮肤暴露、供水困难、衣物换洗少、疲劳所致抵抗力下降都是皮肤病高发的重要原因。救援中所穿衣物应防紫外线、透气、透湿和舒适。最好具有抗菌、防臭性能和良好的物理特性。

7. 感染性腹泻防治措施　救援医务人员应建立霍乱、痢疾、沙门菌等感染性腹泻病原的快速诊断方法，制定痢疾、霍乱及其他常见感染性腹泻病的防治和疫情预案。

医务人员个人消毒法

【洗手的方法】

1. 取下手上的饰物及手表，打开水龙头，弄湿双手。

2. 接取无菌皂液。

3. 充分搓洗 10 ~ 15 秒，注意指甲、指缝、拇指、指关节等处，范围为双手的手腕及腕上 10cm。

4. 流动水冲洗。

5. 用肘、脚关闭水龙头。

6. 七步洗手方法

第一步　洗手掌：流动水湿润双手，涂抹洗手液（或肥皂），掌心相对，手指并拢相互揉搓。

第二步　洗背侧指缝：手心对手背沿指缝相互揉搓，双手交换进行。

第三步　洗掌侧指缝：掌心相对，双手交叉沿指缝相互揉搓。

第四步　洗拇指：一手握另一手大拇指旋转揉搓，双手交换进行。

第五步　洗指背：弯曲各手指关节，半握拳把指背放在另一手掌心旋转揉搓，双手交换进行。

第六步　洗指尖：弯曲各手指关节，把指尖合拢在另一手掌心旋转揉搓，双手交换进行。

第七步　洗手腕、手臂：揉搓手腕、手臂，双手交换进行。

【卫生手消毒方法】

1. 取适量的速干手消毒剂于掌心。

2. 严格按照洗手的揉搓步骤进行揉搓。

3. 揉搓时保证手消毒剂完全覆盖手部皮肤，直至手部干燥，使双手达到消毒目的。

【外科手消毒方法】

1. 清洗双手、前臂及上臂下 1/3。

（1）洗手之前先摘除手部饰物，并按要求修剪指甲；禁止佩戴假指甲、戒指。

（2）取适量的皂液刷洗双手、前臂和上臂下 1/3，清洁双手时，清洁指甲下的污垢。

（3）流动水冲洗双手、前臂和上臂下 1/3。

（4）使用清洁毛巾彻底擦干双手、前臂和上臂下 1/3。

2. 进行外科手消毒时，如果使用免洗手消毒剂（指取适量消毒液于手心，双手相互揉搓直至干燥，不需外用水的一种消毒剂），则应充分揉搓至消毒剂干燥，即完成外科手消毒。

3. 外科手消毒后，应戴手套进行手术操作。

【注意事项】

1. 洗手全过程要认真揉搓双手 15 秒以上；

2. 特别要注意彻底清洗戴戒指、手表和其他装饰品的部位，应先摘下手上的饰物再彻底清洁。

3. 手消毒剂的选择原则：选用的手消毒剂符合国家有关规定；手消毒剂对医务人员皮肤刺激性小、无伤害，有较好的护肤性能；手消毒剂的包装能够避免导致二次污染造成致病微生物的传播。

4. 外科手消毒剂的选择原则：能够显著减少完整皮肤上的菌落数量；含有不刺激皮肤的广谱抗菌成分，能够在手术期间内连续发挥杀菌作用；作用快速；与其他物品不产生拮抗性。

5. 外科手消毒过程中应保持双手位于胸前并高于肘部，使水由手部流向肘部。

6. 戴手套时的注意事项：戴手套操作中，如发现手套有破损时立即更换；诊疗护理不同的病人之间必须更换手套；一次性无菌手套不得重复使用；

戴无菌手套时防止手套污染。

医疗器具消毒法

【医疗器具分类】

1. 高度危险性物品　进入人体无菌组织、器官、脉管系统，或有无菌体液从中流过的物品或接触破损皮肤、破损黏膜的物品，一旦被微生物污染，具有极高感染风险，如手术器械、穿刺针、腹腔镜、活检钳、心脏导管、植入物等。

2. 中度危险性物品　与完整黏膜相接触，而不进入人体无菌组织、器官和血流，也不接触破损皮肤、破损黏膜的物品，如胃肠道内镜、气管镜、喉镜、肛表、口表、呼吸机管道、麻醉机管道、压舌板、肛门直肠压力测量导管等。

3. 低度危险性物品　与完整皮肤接触而不与黏膜接触的器材，如听诊器、血压计袖带等；病床围栏、床面以及床头柜、被褥疮；墙面、地面、痰盂（杯）和便器等。

【消毒分类】

1. 高水平消毒　杀灭一切细菌繁殖体包括分枝杆菌、病毒、真菌及其孢子和绝大多数细菌芽孢。达到高水平消毒常用的方法包括采用含氯制剂、二氧化氯、邻苯二甲醛、过氧乙酸、过氧化氢、臭氧、碘酊等以及能达到灭菌效果的化学消毒剂在规定的条件下，以合适的浓度和有效的作用时间进行消毒的方法。

2. 中水平消毒　杀灭除细菌芽孢以外的各种病原微生物包括分枝杆菌。达到中水平消毒常用的方法包括采用碘类消毒剂（碘伏、氯己定碘等）、醇类和氯己定的复方、醇类和季铵盐类化合物的复方、酚类等消毒剂，在规定条件下，以合适的浓度和有效的作用时间进行消毒的方法。

3. 低水平消毒　能杀灭细菌繁殖体（分枝杆菌除外）和亲脂病毒的化学消毒方法以及通风换气、冲洗等机械除菌法，如采用季铵盐类消毒剂（苯扎溴铵等）、双胍类消毒剂（氯己定）等，在规定的条件下，以合适的浓度和有效的作用时间进行消毒的方法。

【消毒灭菌方法选择】

1. 进入人体无菌组织、器官、腔隙，或接触人体破损皮肤、破损黏膜、组织的诊疗器械、器具和物品应进行灭菌；接触完整皮肤、完整黏膜的诊疗器械、器具和物品应进行消毒。

2. 高度危险性物品，应采用灭菌方法处理；中度危险性物品，应达到中水平消毒以上效果的消毒方法；低度危险性物品，宜采用低水平消毒方法，或作清洁处理；遇有病原微生物污染时，针对所污染病原微生物的种类选择有效的消毒方法。

3. 对受到致病菌芽孢、真菌孢子、分枝杆菌和经血传播病原体（乙型肝炎病毒、丙型肝炎病毒、艾滋病病毒等）污染的物品，应采用高水平消毒或灭菌；对受到真菌、亲水病毒、螺旋体、支原体、衣原体等病原微生物污染的物品，应采用中水平以上的消毒方法；杀灭被有机物保护的微生物时，应加大消毒药剂的使用剂量和（或）延长消毒时间；消毒物品上微生物污染特别严重时，应加大消毒药剂的使用剂量和（或）延长消毒时间。

4. 耐高温、耐湿的诊疗器械和物品，应首选压力蒸汽灭菌，如金属器械、玻璃、搪瓷、敷料、橡胶制品等，各种物品的灭菌所需时间有些不同；耐热的油剂类和干粉类等应采用干热灭菌；金属器械、玻璃制品、橡胶类物品、缝线等物品，也可用煮沸灭菌法；不耐热、不耐湿的物品，宜采用低温灭菌方法如环氧乙烷灭菌、过氧化氢低温等离子体灭菌或低温甲醛蒸气灭菌等；物体表面消毒，应考虑表面性质，光滑表面宜选择合适的消毒剂擦拭或紫外线消毒器近距离照射；锐利器械、内镜和腹腔镜等不适于热力灭菌的器械，可用化学药液浸泡消毒。

【注意事项】

1. 重复使用的诊疗器械、器具和物品，使用后应行清洁，再进行消毒灭菌。

2. 采用高压灭菌的无菌包外应粘贴消毒效果指示胶带，包内放有消毒效果指示卡，灭菌后的无菌器械包应检查确保灭菌效果后方能使用。

3. 无菌器械包和使用有效期：夏季 7 天、冬季 10 天，超过有效期限须重新灭菌。

4. 用 2% 戊二醛浸泡器械消毒灭菌前应检查其浓度并及时更换，确保其消毒灭菌效果；使用含氯消毒液浸泡消毒过程中应每天监测有效浓度。

5. 特殊感染病人用后的医疗器械应遵循先高效消毒再清洗再高压或化学

消毒剂灭菌的原则进行消毒灭菌处理。

室内消毒法

【室内空气消毒方法】

1. 自然通风

2. 紫外线灯消毒法

（1）固定式照射法　将紫外线灯管固定在距离地面 2～5 米，离消毒物表面 1 米。30～40 平方米的房间安装 30 瓦紫外线灯管 1 支，消毒时间 30～60 分钟。

（2）移动式照射法。

3. 臭氧发生器消毒　在相对湿度≥70% 条件下，浓度应≥20m 克/米^3，消毒时间应≥30 分钟。臭氧对人有一定毒性，对金属和橡胶有腐蚀作用。

4. 化学消毒剂消毒

（1）过氧乙酸熏蒸，1 克/米^3 过氧乙酸熏蒸 60 分钟；0.1%～0.2% 过氧乙酸气溶胶喷雾（喷液量 20 毫升/分钟）30～60 分钟；0.2% 过氧乙酸溶液按 1000 毫升/米^2 用量拖地，关闭门窗熏蒸 30 分钟。过氧乙酸有较强的刺激性和对物品的腐蚀性。

（2）过氧化氢气溶胶喷雾，1.5%～3% 过氧化氢喷雾，20 毫升/米^3 作用 30～60 分钟。

（3）乳酸熏蒸，10% 乳酸加热熏蒸 20～30 分钟。

5. 空气消毒净化器　对室内空气中的微生物有消毒效果，具有一定的净化作用。可用于人在情况下空气的连续动态消毒，但对室内物体表面的微生物没有杀灭作用。

6. 食醋消毒法　食醋中含有醋酸等多种成分，具有一定的杀菌能力，可用做家庭室内的空气消毒。每 10 平方米可用食醋 100～150 克，加水 2 倍，放碗内用文火慢蒸 30 分钟，煮沸熏蒸时，最好将门窗关闭。每日熏蒸 1～2 次，连续熏蒸 3 日。

7. 艾卷消毒法　还可以在关闭门窗后，点燃艾卷熏，每 25 平方米用 1 个艾卷，半小时后，再打开门窗通风换气。

【地面、墙面消毒方法】 当地面受到病原菌污染时，可用 0.2% 过氧乙酸消毒液擦洗。

墙面受到病原菌污染时，可采用 0.5% 过氧乙酸，每平方米 50～200 毫升喷洒。

【各类物品表面的消毒】

1. 用 0.5% 过氧乙酸擦拭或喷洒。

2. 紫外线灯距离污染表面不超过 1 米，照射 30 分钟。

驻地环境消毒与卫生防疫

【环境消毒】 对污染的环境可用 1000～2000 毫克/升有效氯溶液（每 1 千克水加 5～10 克漂白粉，漂白粉有效氯如按 20% 计）喷洒消毒 30 分钟。

【饮水消毒】

1. 每吨清澈的水加漂白粉 4 克。

2. 每吨水质感官一般的水即加漂白粉 8 克。

3. 每吨水质较差的水加漂白粉 20～40 克。

4. 消毒半小时后能较易嗅出氯味可初步认为余氯已达到要求。如果余氯没有达到预期要求，可适当地再增加漂白粉用量；如有强烈氯臭，可放置较长时间，等余氯降低后再使用。

【卫生防疫】

1. 办公区、生活区应保持整洁卫生。生活垃圾应存放在密闭式容器内并及时清运。

2. 生活区宿舍内应有必要的生活设施及保证必要的生活空间，室内保持通风。采取消暑和灭蚊蝇措施。

3. 食堂应设置在远离厕所、生产作业区等污染源的地方。食堂和操作间装修应便于清洁打扫，并且具备清洗消毒的条件、排风设施、灭蝇灭鼠灭蟑和杜绝传染疾病的措施。

4. 食堂内外整洁卫生，炊具干净，生熟食品加工分开，加工、存放器具分别配置。

5. 生活用水源应进行理化检验，使用固定的盛水容器并由专人管理、定期清洗消毒。生活饮用水确保达到国家饮用水质标准。设置排水沟，保持通畅，杜绝污染和蚊虫滋生。生活污水在排放前须通过沉淀池收集处理，严禁直接排入自然水体。

衣物类消毒方法

1. 煮沸消毒 用普通水加热煮沸，自煮沸开始计算时间，一般煮沸 10 ~ 15 分钟即可灭菌。如在普通水中加入碳酸氢钠，使其成为 2% 的溶液，可提高沸点至 105℃，增强灭菌能力。

2. 压力蒸汽灭菌 耐热、耐湿的纺织品可用流通蒸汽消毒 30 分钟。

3. 化学消毒及灭菌 如每升含 250 ~ 500 毫克的有效氯的含氯消毒剂浸泡 30 分钟。不耐热的衣物可在密闭房间内，使用每立方米用 15% 的过氧乙酸 7 毫升（每立方米 1 克），放置瓷或玻璃容器中，加热薰蒸 1 ~ 2 小时。衣物被细菌芽孢污染时使用每立方米用 15% 的过氧乙酸 20 毫升（每立方米 3 克），或将被消毒物品置环氧乙烷消毒柜中，在温度为 54℃，相对湿度为 80% 条件下，用环氧乙烷气体（800 毫克/升）消毒 4 ~ 6 小时。

4. 电离辐射灭菌

人员隔离方法与注意事项

【严密隔离】为传染性强，死亡率高的传染病设计的隔离，适用于经飞沫、分泌物、排泄物直接或间接传播的烈性传染病。如：鼠疫、霍乱、炭疽等。

1. 住单间病房，门外挂隔离标志，不得随意开启门窗。禁止病员走出病室和探视。

2. 接触此类病的病人前必须戴好帽子，穿隔离衣裤和隔离鞋，必要时戴橡胶手套。

3. 一切用物一经进入病室即视为污染均应严格消毒处理或销毁。

4. 病员的分泌物、呕吐物和排泄物均严格消毒处理。

5. 其他按一般消毒隔离和终末消毒处理进行。

【呼吸道隔离】 是对病原体经呼吸道传播的疾病所采取的隔离方法。如麻疹、流感、百日咳、开放性肺结核等疾病。

1. 将同种疾病的病人安置在一室，病室通向走廊的门窗关闭，出入随手关门。

2. 接触病人须戴口罩，帽子，穿隔离衣。

3. 病人的口、鼻分泌物需消毒处理。

4. 注意病室的通风换气，每晚进行紫外线灯照射或者过氧乙酸喷雾消毒。

【消化道隔离】 是对病原体通过污染食物，饮水，食具或手并经口引起传播的疾病所给予的隔离方法。如伤寒、副伤寒、甲型肝炎、细菌性痢疾。

1. 不同病种分室居住，同居一室时须做好床边隔离。

2. 常用治疗器械固定专用。

3. 每一病人应有自己的食具和便器，其排泄物、呕吐物和剩余食物须消毒后排放。

4. 护理人员须按病种分别穿隔离衣及消毒双手。

5. 病室应有防蝇设备。

【接触隔离】 是对病原体经皮肤或黏膜进入体内的传染病所采取的隔离方法。如破伤风、狂犬病、气性炭疽、性传播疾病。

1. 分室居住。

2. 密切接触病员时须穿隔离衣，手或皮肤有破损者应避免作伤口换药或护理等操作，必要时戴橡胶手套。

3. 被伤口分泌物或皮肤脱屑所污染的物品器械，敷料等须严格消毒处理。

4. 此类病人接触过的一切污染物品，应先灭菌再清洁。

【血液－体液隔离】 是对病原体经血液－体液而传播所致的传染病进行的隔离方法。如乙型肝炎、艾滋病等。

1. 患同种疾病的病员要安置在一室，但出血不能控制的患者应单人隔离。

2. 接触血液－体液污染物时须戴手套。

3. 受到病员的血液 – 体液污染及不宜用其他方法消毒的物品受浸染时，立即用5.25%次氯酸钠擦拭消毒。

4. 用过的注射器、针头、输液器须经严格的消毒处理，或装入耐刺容器内作特殊标记后送出集中销毁。

【昆虫隔离】 是对病原体通过昆虫为媒介而传播的疾病所进行的隔离方法。如流行性乙型脑炎、流行性出血热、疟疾、斑疹伤寒、回归热等。

1. 流行性乙型脑炎，疟疾由蚊叮咬传播，室内应有防蚊措施。

2. 流行性出血热，其传播是野鼠，通过螨叮咬而传播。

3. 斑疹伤寒、回归热是由虱类传播，病人须经灭虱处理，沐浴更衣后进入病室。

【保护性隔离】 是对某些免疫特别低下或易感染的病员，为保护其不再受其他感染，所采取的具体相应措施的隔离方法。适用于严重烧伤、早产儿、血液病、骨髓移植、肾移植等。

1. 病员单独隔离。

2. 接触病员须清洗双手，甚至消毒双手，戴帽子，穿隔离衣裤及隔离鞋。

3. 病室内每天用消毒液擦拭病室内所有家具地面；每日用紫外线进行空气消毒1~2次，每次60分钟。

4. 尽量减少入室人员，医护人员患呼吸道疾病或咽部带菌者应避免接触病人。

动物和禽类消毒与处理方法

【对禽舍的处理】 0.1%过氧乙酸溶液或500毫克/升有效氯含氯消毒剂溶液，雾泥土墙吸液量为每平方米150~300毫升，水泥墙、木板墙、石灰墙为每平方米100毫升，面喷药量为每平方米200~300毫升。作用时间应不少于60分钟。

禽舍中空气在屋舍经密闭后，对细菌繁殖体和病毒的污染，按每立方米用15%过氧乙酸溶液7毫升，放置在瓷或玻璃器皿中加热蒸发，熏蒸1小时后开门窗通风。或以每立方米 8 毫升的 0.5% 过氧乙酸溶液气溶胶喷雾消毒，作用 30 分钟。

【动物的排泄物、分泌物及呕吐物处理】 稀薄排泄物、分泌物及呕吐物，每 1000 毫升可加漂白粉 50 克搅匀放置 2 小时。尿液每 1000 毫升加入漂白粉 5 克混匀放置 2 小时。成形粪便可用 20% 漂白粉粉剂或乳剂 2 份加于 1 份粪便中，混匀后，作用 2 小时。对厕所和禽舍的粪便可以集中消毒处理时，可按粪便量的 1/10 加漂白粉，搅匀加湿后作用 24 小时。

【动物尸体处理】 动物尸体应焚烧或喷洒消毒剂后在远离水源的地方深埋，要采取有效措施防治污染水源。

参考文献

[1] 蒲勇. 灭火救援行动安全和注意事项. 黑龙江科技信息,2012,24:136 – 137.

[2] 张波. 浅谈消防员在灭火与应急救援中的安全注意事项. 科技与企业,2012,19:30.

[3] 秦绪伟,刘晓,李凯. 面向自然灾害的救援准备计划:随机规划模型与案例. 东北大学学报:自然科学版,2012,33(11):1654 – 1659.

[4] 李群华. 大型自然灾害救援中的护理应急管理. 按摩与康复医学,2011,2(14):8.

[5] 杨金霞,张翠霞,董玲. 医务人员手卫生消毒效果的影响因素分析. 中国消毒学杂志,2014,5:540 – 541.

[6] 严慧君. 医务人员卫生手消毒液使用分析及改进对策. 中国社区医师:医学专业,2012,14(23):331.

[7] 杨海燕,范秋萍,张亚玲,等. 基层医务人员消毒灭菌、医院感染知识现况调查. 现代预防医学,2008,35(4):695 – 696.

[8] 王茜,许先武. 基层部队医疗器械消毒管理现状与改进措施. 实用医药杂志,2014,31(7):669 – 67.

[9] 魏兰芬. 医疗器械消毒剂卫生要求标准解读及相关技术发展. 中国消毒学杂志,2013,4:344 – 346.

[10] 严业维,柯冰华,陈晓华,等. 3 种消毒方法对室内空气消毒效果的研究. 中国医药指南,2014,12(17):395.

［11］郭旭光．冬季室内消毒法．百姓生活,2013,2:52.

［12］陈俐侃,马浩．室内空气消毒和净化方法的应用进展．公共卫生与预防医学,2012,23(2):61-63.

［13］马靓,李宽阁,窦春旭．常用的酚类与表面活性剂类环境消毒药．养殖技术顾问,2014,3:227.

［14］陈玉华．环境喷雾消毒的声明．中国感染控制杂志,2013,12(2):112.

［15］张巨波,王洪祥．常见环境消毒剂及含氯消毒剂在部队防疫中的合理使用．当代医学,2011,17(9):159.

［16］陆风,苏伟东,罗广福．衣物消毒柜消毒效果的试验研究．中国消毒学杂志,2009,5:519-520.

［17］于莲,武铁生,达伟,等．衣物消毒剂处方筛选及灭菌效果考察．黑龙江医药科学,1995,6:13-15.

［18］侯聪玲．护理人员对消毒隔离知识的调查分析．中国现代药物应用,2011,5(23):134-135.

［19］焦慧英,高耀堂,鲁慧梅．非典时期对隔离人员管理的体会．实用临床医学(湖北),2003,17(4):23-24.

［20］张秀芳,胡贤玉．家畜家禽环境消毒药:强力消毒灵．中国兽医科技,1996,26(5):45-46.

［21］张丽．家禽养殖场消毒易存在的误区．养殖技术顾问,2012,10:179.

［22］李增光．现代家禽养殖场的消毒．家禽科学,2011,10:17-19.

心理治疗

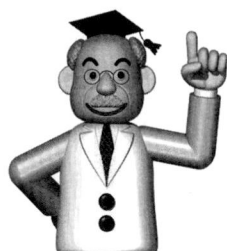

环境改变的心理疏导

【环境改变不适应的表现】

1. 生活方式的不适应。

2. 学习（工作）任务、学习（工作）方法的不适应。

3. 自我认识方面的不适应。

4. 人际交往的不适应。

5. 焦虑。

【适应新环境的心理疏导方法】

1. 心理知识的宣传。

2. 建立合理的生活秩序。

3. 心理训练

（1）自我认知训练。

（2）沟通训练。

（3）抗挫折教育。

（4）抗恐惧训练。

（5）团队精神教育。

（6）放松训练。

4. 心理咨询及心理支持。

人员矛盾的心理疏导

【防止矛盾冲突的方法】

1. 建立良好沟通渠道。

2. 工作分配明确、稳定。

3. 增加资源并且平均分配。

【消除矛盾的方法】

1. 心理换位思考教育。

2. 用理智战胜情感的冲动。

3. 心平气和的沟通。

家庭矛盾的心理疏导

【家庭矛盾心理压力疏导方法】

1. 换位思考习惯的建立。

2. 心理压力的倾诉。

3. 寻求并接受帮助。

4. 适当降低生活标准。

5. 积极从事体育锻炼和积极的兴趣培养。

情感问题的心理疏导

【失恋的心理疏导】

1. 失恋者心理苦闷的倾诉与劝慰。

2. 及时适当地移情。

3. 理智的自我暗示。

4. 积极地面对失恋，立志"自我"升华。

【性心理问题的干预】

1. 正确认识性问题。

2. 积极的情感转移。

（1）树立正确的人生观。

（2）进行良好的异性人际交往。

（3）广泛的业余爱好的培养。

3. 有效的自我控制。

（1）正确的自我暗示。

（2）正确的行为控制。

（3）杜绝可能条件。

心态纠结的心理疏导

【心态纠结的心理疏导】

1. 多与人交流，避免把自我闭锁。
2. 正确要面对生活，放弃不切实际的幻想。
3. 改善人际关系，客观认识他人。
4. 正视自身面临的问题。
5. 培养积极广泛的兴趣爱好。
6. 正确面对失败。

参考文献

[1] 袁艮梅. 心理疏导在心内科护理中的应用分析. 临床合理用药杂志, 2014,7(21):147－148.

[2] 郑鸣. 浅谈新形势下企业如何加强人文关怀和心理疏导. 现代企业教育,2014,12:43－44.

[3] 胡梅生,阚云松. 院校基层主官提高心理疏导能力应着重把握的几个问题. 经济研究导刊,2014,6:67－69.

[4] 曾岛. 中西医结合配合心理疏导治疗顽固性失眠的临床研究. 国际医药卫生导报,2014,20(13):1978－1979.

[5] 张页. 心理疏导在思想政治教育中的运用. 教育与职业,2014,21:73－75.

[6] 于晓东. 浅谈农村"留守儿童"的心理疏导. 中国科教创新导刊,2014,3:245.

[7] 杨维光. 对86例急诊病人心理疏导及方法. 中国卫生产业,2014,11(8):197－198.

[8] 张铁柱. 丧亲后科学的心理疏导综述. 中国科技纵横,2014,7:273.

[9] 杨丽梅. 人文关怀心理疏导在工作中的途径与方法探讨. 大陆桥视野,2014,6:37－38.

[10] 王文杰. 心理疏导联合药物治疗中青年精神分裂症的效果分析. 河南大学学报:医学版,2014,33(2):135－137.

[11] 石开铭. 残疾人心理特征及心理疏导对策. 经济研究导刊,2014,2:88 - 89.

[12] 梅传强,高媛. 群体性事件中旁观行为的恶性转化研究. 河南大学学报:社会科学版,2014,54(2):56 -61.

[13] 黄爱国,赵中,李品品. 心理疏导疗法与中国心理治疗本土化. 中医学报,2014,29(3):362 -364.

[14] 李玲. 中医辨证结合心理疏导治疗男性更年期45例. 陕西中医,2014,3:282.

[15] 张国玲,柏林,曹颖. 中西医结合并心理疏导治疗高血压合并焦虑症患者的体会. 基层医学论坛,2014,1:92 -93.

[16] 张务友,赵继伟. 空降兵高原驻训期间的心理疏导. 解放军健康,2013,5:20.

[17] 陈正刚. 公安消防部队官兵在执勤训练和抢险救援中的心理问题及其解决方法. 科技创新与应用,2013,30:258 -259.

[18] 杨世箐,杨成钢. 因灾致残者的社会帮扶满意度研究——以5.12汶川地震为例. 西南石油大学学报:社会科学版,2013,15(5):25 -30.

常见疾病急救

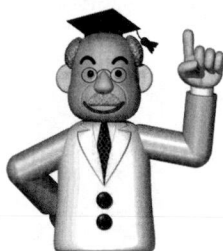

心脏骤停

【定义】心脏骤停是指各种原因引起的心脏突然停止跳动，有效泵血功能消失，引起全身严重缺氧和缺血。

【临床表现】突然意识不清或抽搐，呼吸迅速变浅、变慢或停止，扪不到大动脉搏动，心音消失，意识丧失，呼吸停止，瞳孔散大，皮肤出现发绀，神经反射消失。

【检查项目】

1. 实验室检查。缺氧所致的代谢性酸中毒、血 pH 值下降；血糖、淀粉酶增高等。

2. 心电图。

3. 脑电图。

【鉴别诊断】

1. 首先应鉴别是心脏骤停还是呼吸骤停，有明显紫绀者，多由于呼吸骤停。

2. 如系呼吸道阻塞引起的窒息，病人往往有剧烈的挣扎；如系中枢性者（脑干出血或肿瘤压迫），可以突然呼吸停止而无挣扎；原无紫绀性疾患而心脏骤停者，多无明显紫绀，常有极度痛苦的呼喊。

3. 因心脏本身疾患而心脏骤停者，多见于心肌梗死及急性心肌炎；心外原因多见败血症及急性胰腺炎。

【治疗】

1. 识别心脏骤停。10 秒内完成，呼叫，连接监护仪。

2. 开放气道，胸外持续按压，气管插管（条件不允许时，人工呼吸），连接除颤仪，发生室颤和室速时开始电除颤。

3. 同时建立 2 条静脉通路，给予肾上腺素 1 毫克（3~5 分钟后再重复给药 1 次），阿托品 1 毫克静脉注射，3~5 分钟可重复给药，室颤和室速给予胺碘酮首剂 300 毫克，第二次剂量 150 毫克。

4. 放置临时性人工心脏起搏器。

【注意事项】

1. 电击能量，双相波 150 ~ 200 焦耳，单相波 360 焦耳，充电，放电；再进行 5 次 CRP 后评估心律，决定是否需要再次除颤治疗。

2. 心脏性猝死的发生具有上午发生率增高的节律变化，可能与病人此时体力和精神活动增加有关，心肌缺血、心室纤颤及血栓形成。

3. 心脏复苏后住院期间死亡的最常见原因是中枢神经系统的损害。

急性气道梗阻

【定义】 急性气道梗阻是由气道异物、急性过敏性会厌炎和支气管哮喘等导致的上气道气流严重受阻的临床急症。

【临床表现】 咳嗽无声，发绀，不能说话或呼吸；患者可能会手抓住颈部，显示出窒息的常见症状；严重者出现意识丧失。

【检查项目】 体格检查：腹部冲击法有可能造成损伤，应进行急诊内科检查。

【治疗】

1. 若梗阻轻，可通过用力咳嗽、尽力呼吸自我解除。

2. 梗阻严重者，腹部冲击法或胸部冲击法（不适用于 1 岁以下的婴儿），建立人工气道（气管切开或气管插管），环甲膜穿刺。

3. 丧失意识的患者，应开始心肺脑复苏术。

4. 解除梗阻后若情绪烦躁患者，给予地西泮 5 ~ 10 毫克或劳拉西泮 1 ~ 2 毫克静脉注射镇静。

【注意事项】

1. 解除梗阻，病情稳定后，留院观察 2 ~ 4 小时。

2. 寻找致急性气道异物梗阻的病因和各种诱因并相应治疗。

急性呼吸衰竭

【定义】 急性呼吸衰竭是指各种原因引起的肺通气和（或）肺换气功能

严重障碍，以致在静息状态下也不能维持足够的气体交换，导致缺氧伴或不伴二氧化碳潴留，从而产生一系列生理功能和代谢紊乱的临床综合征。

【临床表现】

1. 呼吸。不同程度呼吸困难、三凹征、鼻扇和呼吸暂停。

2. 早期心率加快，血压增高，烦躁，情绪激动，呼吸性酸中毒；晚期出现各种类型心律失常，血压下降，烦躁不安，谵妄甚至意识丧失、昏迷等。扑翼样震颤是二氧化碳潴留的重要体征。

【检查项目】

1. 血气分析。

2. 影像学诊断：胸部 X 片，胸部 CT。

3. 心电图。

【治疗】

1. 病因治疗　至关重要，基础病因解除，呼吸衰竭有可能自行解除。

2. 呼吸支持疗法　建立通畅的气道，氧疗，机械通气，体外膜肺氧合。

3. 控制感染　合理选用抗生素，最好根据标本细菌培养结果以及抗生素药敏试验，临床可根据病情经验性选用药物。

4. 维持循环稳定　纠正低血容量、体液平衡、强心、利尿以及心血管活性药物如多巴胺、多巴酚丁胺。

【注意事项】

1. 急性呼吸衰竭患者补充足够的营养和热量十分重要。

2. 小儿呼吸衰竭是新生儿和婴幼儿主要死亡原因。

急性呼吸窘迫综合征

【定义】急性呼吸窘迫综合征(ARDS)是由各种非心源性原因导致的肺毛细血管内皮和肺泡上皮细胞损伤，血管通透性增高的临床综合征。

【临床表现】

1. 急性、进行性加重的呼吸困难、难治性低氧血症和肺水肿。

2. 患者表现烦躁不安、心率增快、唇及指甲发绀，吸气时锁骨上窝和胸骨上窝下陷，缺氧症状不因吸入氧气而获得改善。

【检查项目】

1. 血气分析，判断预后的指标。

2. X 线胸片，CT 片。

【治疗】

1. 一般治疗　控制原发病和抗感染治疗；呼吸支持治疗(氧疗，机械通气治疗)；慎用胶体液，低蛋白血症者，可补充白蛋白和应用利尿剂来平衡；营养支持；维护重要脏器功能，防止 MODS。

2. 药物治疗

（1）肾上腺皮质激素如地塞米松、氢化可的松，可减轻炎症反应，但只宜短期间用药以免抑制免疫。

（2）小分子右旋糖酐或加前列腺素 El 和布洛芬，可改善肺的微循环。

（3）一氧化氮可减轻肺水肿。

（4）肺表面活性物质雾化吸入，可能改善肺泡功能。

【注意事项】

1. 急性肺损伤是急性呼吸窘迫综合征的早期变化。

2. 一旦出现 ARDS，重要在于预防及早期治疗。

自发性气胸

【定义】　自发性气胸是指肺组织和脏层胸膜在无外源性或介入性因素的影响下破裂，引起气体在胸膜腔内蓄积。

【临床表现】　均有呼吸困难，严重程度不一（与发作的过程、肺被压缩的程度和原有的肺功能状态有关）；突然尖锐性刺痛和刀割痛；偶有刺激性咳嗽；若合并血气胸，有心悸、血压低、四肢发凉。

【检查项目】

1. X 线胸片是诊断重要依据。

2. CT。

【鉴别诊断】

鉴别项目	自发性气胸	支气管哮喘
病史	健康人或有基础肺疾病	反复哮喘阵发性发作史
X线	外凸弧形的细线条形阴影	两肺透亮度增加
体征	呼吸音减弱	散在或弥漫的呼气相为主的哮鸣音

【治疗】

1. 保守治疗 避免用力和屏气动作，保持大便通畅，2 天以上未解大便应采取有效措施。戒烟，平时注意补充营养，摄入充足的蛋白质、维生素，适当进粗纤维素食物，以增强机体抵抗；锻炼身体，增加呼吸系统肌肉强度。中药调理，如长期口服玉屏风散。严格卧床休息，给予镇静、镇痛药物，经鼻导管或面罩吸入 10 升/分钟氧气。

2. 胸腔穿刺抽气 皮肤消毒后用气胸针或细导管直接穿刺胸腔，连接 50 毫升或 100 毫升注射器或气胸机抽气，一次抽气量不宜超过 1000 毫升，每日或隔日抽气一次。

胸腔闭式引流：消毒后在前胸壁锁中线第 2 肋间隙局麻，切皮，分离肌层，经肋骨上缘置入胸腔引流管，应深入胸腔 2 ~ 3 厘米。

3. 抗生素，预防感染

【注意事项】

1. 出院后休息 2 ~ 4 周，至少 3 个月（3 ~ 6 个月）内避免较剧烈和大量的活动如上肢牵拉动作，扩胸运动等。

2. 防上呼吸道感染，避免剧烈咳嗽。

3. 如有原发疾病，如肺大泡、结核空洞等及时处理，防止并发气胸或再发。

心绞痛

【定义】 心绞痛是指由于冠状动脉粥样硬化狭窄导致冠状动脉供血不足，心肌暂时缺血与缺氧所引起的以心前区疼痛为主要临床表现的一组综合征。

【临床表现】

1. 发作性胸痛。胸骨中段或上段；压迫、发闷或紧缩性，偶伴濒死恐惧感；常由体力劳动或情绪激动所诱发；疼痛逐步加重，在 3～5 分钟渐消失；停止活动或舌下含用硝酸甘油缓解。

2. 心率增快，血压增高，表情焦虑，皮肤冷或出汗。

【检查项目】

1. 心电图检查：发作期。

2. 放射性核素检查。

3. 冠状动脉造影：金标准。

【鉴别诊断】

鉴别项目	心绞痛	急性心肌梗死
部位	胸骨上、中段之后	相同，但可在较低位置或上腹部
性质	压榨性或窒息性	相似，但程度更剧烈
诱因	劳力，情绪激动，受寒，饱食等	不常有
时限	短，1～5 分钟或 15 分钟以内	长，数小时或 1～2 天
频率	频繁发作	不频繁
硝酸甘油疗效	显著缓解	作用较差或无效
气喘或水肿	极少	可有
血压	升高或无显著改变	可降低，甚至休克
心包摩擦音	无	可有
心电图变化	无变化或暂时性 ST 段和 T 波变化	有特征性和动态性变化

【治疗】

1. 一般治疗 发作时立刻休息，平时尽量避免各种诱发因素，如过度的体力活动、情绪激动、饱餐等，冬天注意保暖。调节饮食，进食不宜过饱，避免油腻饮食，禁烟酒。调整日常生活与工作量；减轻精神负担，适当活动；处理伴随疾病如高血压、糖尿病、血脂紊乱等，减少冠状动脉粥样硬化危险因素。

2. 药物治疗

（1）发作期治疗 硝酸甘油 0.3～0.6 毫克舌下含化，1～2 分钟起效，长期使用耐药；硝酸异山梨酯 5 ~ 10 毫克舌下含化，2 ~ 5 分钟见效，维持 2 ~ 3 小时。

（2）缓解期治疗　β 受体阻断剂：美托洛尔 25 ~ 100 毫克，每日 2 次。阿替洛尔 12.5 ~ 25 毫克，每日 1 次；硝酸异山梨酯：每日 3 次，每次 5 ~ 20 毫克，持续 3 ~ 5 小时，缓释剂维持 12 小时，20 毫克，每日 2 次。

钙通道阻滞剂：维拉帕米 40 ~ 80 毫克，每日 3 次，缓释剂每日 240 毫克，硝苯地平 20 ~ 40 毫克，每日 2 次，硝苯地平缓释片（拜新同）每日 30 毫克。

3. 介入治疗　激光冠状动脉成形术、冠状动脉斑块旋切术、冠状动脉斑块旋磨术、冠状动脉内支架安置。

4. 手术治疗　体外循环下行主动脉 – 冠状动脉旁路移植手术。

【注意事项】

1. 不稳定型心绞痛卧床休息 1 ~ 3 天，床边 24 小时心电监测。

2. 心绞痛的治疗原则是改善冠状动脉的血供和降低心肌的耗氧，同时治疗动脉粥样硬化。

急性心肌梗死

【定义】急性心肌梗死是在冠状动脉病变的基础上，发生冠状动脉血供急剧减少或中断，使相应的心肌严重而持久地急性缺血导致心肌坏死。

【临床表现】

1. 全身表现　约 2/3 病人有先兆症状，如心绞痛、上腹痛、胸闷憋气、上肢麻木、头晕、心慌气短等；有发热、心动过速、白细胞增高和红细胞沉降率增快等。

2. 局部症状　疼痛最先出现，部位与性质见心绞痛，诱因多不明显；伴频繁恶心、呕吐和上腹胀痛；心律失常；低血压和休克；心力衰竭，尤其是急性左心衰竭。

【检查项目】

1. 体格检查。心浊音界，心率，心音等。

2. 心电图。特征性。

3. 血清心肌酶谱和肌钙蛋白测定。

【鉴别诊断】 见心绞痛。

【治疗】

1. 一般治疗 尽早行心电、血压和呼吸监测，建立静脉通道；急性期卧床休息，保持环境安静，加强护理，病人应少食多餐，限制钠的摄入量，给予必需的热量和营养，保持大便通畅；鼻导管或面罩吸氧。

2. 药物治疗 解除疼痛，哌替啶 50～100 毫克肌内注射或吗啡 5～10 毫克皮下注射，必要时 1～2 小时再注射一次，以后 4～6 小时可重复；轻者可待因或罂粟碱 0.03～0.06 克肌内注射或口服；硝酸甘油 0.3 毫克或硝酸异山梨酯 5～10 毫克舌下含服或静脉滴注。

3. 再灌注心肌 介入治疗 PIC；溶栓疗法：尿激酶 30 分钟静脉滴注 150万～200 万单位，链激酶 60 分钟静脉滴注 150 万单位，重组组织型纤维蛋白溶酶原激活剂 rt – PA 先静脉注射 15 毫克，再 30 分钟注射 50 毫克，后 60 分钟再滴 35 毫克，使用 rt – PA 前后都要使用肝素。非 ST 段抬高者不宜溶栓。

4. 其他 非 ST 段抬高者，不宜溶栓，低危险组以阿司匹林和肝素治疗，高危险组以介入治疗为首选。

【注意事项】

1. 治疗时，要注意消除心律失常、控制休克、治疗心衰等。
2. 心绞痛平日注意预防，如预防粥样硬化和冠心病等。

休克

【定义】 休克是机体有效循环血容量减少、组织灌注不足，细胞代谢紊乱和功能受损的病理过程，是多种病因引起的综合征。

【临床表现】

1. 休克代偿期 病人中枢神经系统兴奋性提高，交感 – 肾上腺轴兴奋，如精神紧张、兴奋或烦躁不安、皮肤苍白、四肢厥冷、心率加快、脉压减小、呼吸加快、尿量减少。

2. 休克抑制期 病人神情淡漠、反应迟钝，甚至意识模糊或昏迷；出冷汗、口唇肢端发绀；脉搏细速，血压进行性下降。严重时，血压测不出，尿少甚至无尿；皮肤、黏膜出现瘀斑或消化道出血。

【检查项目】

1. 实验室检查　血常规；血生化和血气分析；肾功能检查；出凝血指标检查；血清酶学检查等。

2. 血流动力学监测　中心静脉压，肺毛细血管楔压，心排出量和心脏指数等。

3. 血清乳酸浓度

【鉴别诊断】

鉴别项目	低血容量性休克	感染性休克
原因	大量出血或体液丢失	急性腹膜炎、胆道感染等
分类	失血性和创伤性	高动力型和低动力型
治疗	补充血容量和止血	控制感染，补充血容量

【治疗】

1. 一般治疗　积极处理原发伤病，保持呼吸道通畅，建立静脉通道；补充血容量，晶体液和胶体液复苏，必要时成分输血；纠正酸碱平衡失调，不主张早期使用碱性药物；控制感染。

2. 药物治疗　血管收缩剂：多巴胺 10 微克/分钟·千克，多巴酚丁胺 2.5~10 微克/分钟·千克，去甲肾上腺素 0.5~2 毫克加入 5% 葡萄糖溶液静脉滴注，间羟胺 2~10 毫克肌内注射或 2~5 毫克静脉注射，异丙肾上腺素 0.1~0.2 毫克溶于 100 毫升液体中输入。

血管扩张剂：酚妥拉明 0.1~0.5 毫克/千克加于 100 毫升静脉输液，山莨菪碱 10 毫克/15 分钟，或 40~80 毫克/小时泵入。

强心药：多巴胺，多巴酚丁胺，强心苷，来增强心肌和减慢心率。

抗凝：肝素 1.0 毫克/千克，每 6 小时 1 次，成人首剂 10000 单位。

糖皮质激素：仅限早期，用量大（达正常的 10~20 倍），维持不宜超过 48 小时。

【注意事项】　营养支持，注意对并发的 DIC、重要器官功能障碍的处理。

上消化道出血

【定义】 上消化道出血是指屈氏韧带以上的消化道，包括食管、胃、十二指肠或胰胆等病变引起的出血。

【临床表现】

1. 呕血和黑便，特征性表现。

2. 失血性周围循环衰竭，贫血或进行性贫血、头晕、软弱无力，突然起立可产生晕厥、口渴、肢体冷感及血压偏低；重者可有休克。

3. 发热，24 小时内，多低于 38.5℃。

【检查项目】

1. 内镜检查。

2. 选择性动脉造影。

3. X 线钡剂造影。

【治疗】

1. 一般治疗平卧位，头侧位，以免大量呕血时血液反流引起窒息，必要时吸氧、禁食。应加强护理，记录血压、脉搏、出血量及每小时尿量，保持静脉通路，必要时进行中心静脉压测定和心电图监护。

2. 补充血容量紧急输血指征：体位改变出现晕厥、血压下降和心率加快；失血性休克；血红蛋白低于 70 克/升或血细胞比容低于 25%。

3. 止血措施

（1）药物治疗

食管胃底静脉曲张破裂出血药物止血　血管加压素：0.2 单位/分钟持续静脉滴注；三甘氨酰赖氨酸加压素：每次 2 毫克、每 4~6 小时 1 次、静脉注射；生长抑素：250 微克/小时静脉缓注。

非曲张静脉上消化道大出血质子泵抑制剂奥美拉唑，H_2 受体阻断剂西咪替丁或雷尼替丁。

（2）气囊管压迫止血最长不应超过 24 小时。

（3）内镜治疗对于门脉高压出血者，可采取：①急诊食管曲张静脉套扎术；②注射组织胶或硬化剂如乙氧硬化醇、鱼肝酸油钠等。多主张注射后用

H_2受体阻断剂或奥美拉唑，以减少硬化剂注射后因胃酸引起溃疡与出血；对于非门脉高压出血者，可采取：①局部注射 1/10000 肾上腺素盐水；②采用 APC 电凝止血；③血管夹止血。

（4）手术治疗。

急性肾衰竭

【定义】急性肾功能衰竭是各种病因引起的肾功能在短时间内（几小时至几周）突然下降而出现氮质废物滞留和尿量减少综合征。

【临床表现】

1. 少尿期

（1）三低（钠、钙、pH 降低）三高（钾、磷、肌酐升高）一水肿。

（2）尿毒症症状可有恶心、呕吐、胃肠道出血，呼吸困难、咳嗽、胸痛，高血压、心力衰竭，嗜睡、神志混乱、震颤和癫痫样发作，贫血和出血倾向等。

（3）感染依感染部位产生相应症状。

2. 多尿期　肾功能并未能恢复，血尿素氮和肌酐仍可上升，且易发生脱水、感染、低钾血症、胃肠道出血等。

3. 恢复期　血尿素氮和肌酐接近正常，尿量逐渐恢复正常，肾小球滤过功能多在 3~12 个月内恢复正常。

【检查项目】

1. 血液检查。血肌酐、血浆尿素氮和离子。

2. 尿液检查。

3. 影像学检查。

4. 肾活检。

【治疗】

1. 一般治疗　纠正可逆的病因，维持体液平衡，补充营养以维持机体的营养状况和正常代谢，控制感染，尽早使用抗生素。

2. 高钾的治疗　10% 葡萄糖酸钙 10~20 毫升静脉注射，5% 碳酸氢钠溶液 100~200 毫升静脉滴注，50% 葡萄糖 50~100 毫升加胰岛素 6~12 单位缓慢注射，不能纠正者透析治疗。

3. 代谢性酸中毒　HCO_3^- < 15 毫摩尔，5% 碳酸氢钠 100 ~ 250 毫升静滴。

4. 透析疗法　腹膜透析，间歇性血液透析，连续性肾脏替代治疗。

【注意事项】积极治疗原发病，及时发现导致急性肾小管坏死的危险因素并加以去除，是防止 ARF 的关键。

癫痫持续状态

【定义】癫痫持续状态或称癫痫状态，是癫痫连续发作之间意识未完全恢复又频繁再发，或发作持续 30 分钟以上不自行停止。

【临床表现】癫痫状态强直 – 阵挛发作反复发生，意识障碍（昏迷）伴高热、代谢性酸中毒、低血糖休克、电解质紊乱（低血钾及低血钙等）和肌红蛋白尿等，可发生脑、心肝肺等多脏器功能衰竭，自主神经和生命体征改变。

【检查项目】

1. 血常规检查，血液生化检查。

2. 常规 EEG 和动态 EEG 监测。

【鉴别诊断】部分性癫痫状态需与短暂性脑缺血发作(TIA)鉴别，TIA 可出现发作性半身麻木、无力等，不伴意识障碍，多见于中老年，常伴高血压病、脑动脉硬化症等脑卒中危险因素；癫痫状态须注意与癔症和器质性脑病等鉴别，病史和 EEG 是重要的鉴别依据。

【治疗】

1. 一般治疗　防治脑水肿 20% 甘露醇快速静脉滴注，或地塞米松 10 ~ 20 毫克静脉滴注；控制感染；检查血糖、电解质、动脉血气等，有条件可行 EEG 监测；高热进行物理降温，纠正发作引起代谢紊乱。

2. 药物治疗　地西泮是成人或儿童各型癫痫状态的首选药；10% 水合氯醛加等量植物油保留灌肠；氯硝西泮；劳拉西泮；异戊巴比妥静脉注射，速度不超过 0.05 克/分钟，至控制发作为止；利多卡因用于地西泮注射无效者；苯巴比妥主要用于癫痫控制后维持用药，用地西泮等控制发作后，可续用苯巴比妥。

【注意事项】癫痫病的预防非常重要，预防癫痫不仅涉及医学领域，而且与全社会的关心有关。预防癫痫的发生，控制其发作，减少癫痫对患者心理的不良影响。

参考文献

［1］尹华华．心肺复苏的临床应用与循证实践．上海护理,2014,14(4):90-94.

［2］赵娟,李淑霞,伍慧红．心肺复苏新指南临床实践的效果观察．广州医药,2014,45(3):85-87.

［3］余湛,张利远．《2010 心肺复苏指南》解读．实用医学杂志,2012,28(8):1225-1226.

［4］苏敏军,农绍友．急性气道梗阻抢救体会(附6例报告)．武警医学,1991,1:20-21.

［5］陈富明,孔丽葵,李海燕．机械通气联合纳洛酮治疗急性呼吸衰竭的临床效果和安全性．实用临床医药杂志,2014,18(11):77-78.

［6］甘智涛．急性呼吸衰竭的临床特点及诊治分析．吉林医学,2014,35(6):1160.

［7］刘松桥,邱海波．急性呼吸窘迫综合征诊治进展．中华急诊医学杂志,2014,23(3):248-251.

［8］陆任林．急性呼吸窘迫综合征患者肺内和肺外源性因素分析研究．当代医学,2014,20(24):75-76.

［9］朱锋．急性呼吸窘迫综合征的 ICU 临床治疗疗效观察．中国卫生产业,2014,11(17):127-128.

［10］陈丽,张齐武．急性呼吸窘迫综合征的研究进展．临床军医杂志,2014,7:752-756.

［11］赵延玲．自发性大量气胸的临床护理与分析．中国伤残医学,2014,22(9):268.

［12］莫安胜．原发性气胸的外科治疗．中国基层医药,2014,15:2385-2387.

［13］万芳．心血管内科急性心绞痛治疗的临床分析．当代医学,2014,20(21):68-69.

［14］李燕红．临床护理路径应用于冠心病心绞痛患者的临床效果观察．中国

医药指南,2014,12(8):369 - 370.

[15] 张桂英. 冠心病合并心绞痛患者临床诊治分析. 吉林医学,2014,35(16):3493 - 3494.

[16] 李军,张少飞,姚春华. 急性心肌梗死溶栓治疗临床疗效观察. 中国伤残医学,2014,22(7):96.

[17] 黄一秀. 急性心肌梗死的护理研究进展. 基层医学论坛,2014,18(18):2414 - 2415.

[18] 林松梅,高玉明,周国庆. 感染性休克患者应用早期目标导向治疗对组织微循环及氧代谢的影响分析. 中国医师进修杂志,2014,22:55 - 58.

[19] 唐小桂. 感染性休克患者的麻醉处理分析. 吉林医学,2014,35(10):2043 - 2044.

[20] 徐蕾,周焕荣. 急诊重症肺炎并发感染性休克的临床分析及护理对策,检验医学与临床,2014,11(10):1430 - 1431.

[21] 欧阳灿晖. 92例肝硬化并上消化道出血临床内科诊治疗效观察. 现代诊断与治疗,2014,25(6):1320 - 1321.

[22] 侯天梅. 上消化道出血的观察及护理. 基层医学论坛,2014,18(18):2447 - 2448.

[23] 李攀,张红,王晓亮. 急性肾衰竭患者尿路感染的病原学分析及临床诊治. 中华医院感染学杂志,2014,24(12):2964 - 2966.

[24] 尹义娟. 浅谈对急性肾衰竭患者治疗的分析. 中国伤残医学,2014,22(6):165 - 166.

[25] 时新艳. 全面惊厥性癫痫持续状态患者初始治疗失败的相关因素分析. 中国实用神经疾病杂志,2014,17(14):77 - 78.

[26] 贾翠花,王彬霞,李秋玉. 癫痫持续状态的急诊护理效果观察. 中国医药指南,2014,12(20):60 - 61.

救援人员伤害
处理与防范

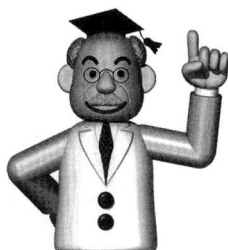

急性上呼吸道感染

【定义】急性上呼吸道感染是鼻腔、咽或喉部急性炎症的概称。常见病原体为病毒，少数是细菌。一般病情较轻，病程较短，预后良好。

【临床表现】

1. 畏寒，发热，全身不适。

2. 鼻部卡他症状，打喷嚏，流涕。

3. 咽痒、咽部灼热感、咽痛，严重者讲话困难。

4. 咳嗽。

5. 咽部体查充血，扁桃体肿大，部分扁桃体上可见脓苔。

【检查项目】

1. 血常规　病毒性感染白细胞计数多为正常或偏低，淋巴细胞比例升高。细菌感染有白细胞计数和中性粒细胞增多和核左移现象。

2. 病原学检查。

【鉴别诊断】

1. 根据病史、流行情况、鼻咽部症状体征，结合周围血象和胸部 X 线检查可作出临床诊断。

2. 进行细菌培养和病毒分离，可确定病因诊断。

【治疗】

1. 休息，戒烟，多饮水；保持室内环境空气流通。

2. 对症治疗。可选用含退热镇痛及减少鼻咽充血和分泌物的抗感冒复合剂或中成药，如对乙酰氨基酚、双酚伪麻片、银翘解毒片等。

3. 抗菌药物治疗。可根据病原菌选择敏感抗菌药物。

4. 抗病毒治疗。

【预防】增强体质，规律运动，劳逸适度。防止交叉感染。

睑腺炎

【定义】睑腺炎是化脓性细菌侵入眼睑腺体引起的一种急性炎症。睫毛毛囊或其附属的皮脂腺或变态汗腺感染，称为外睑腺炎。以往称为麦粒肿。睑板腺感染，称为内睑腺炎。大多为葡萄球菌，特别是金黄色葡萄球菌感染眼睑腺体而致。

【临床表现】患处有红、肿、热、痛等急性炎症的表现。外睑腺炎的炎症主要位于睫毛根部的睑缘处，开始时红肿范围较弥散，可发现明显压痛的硬结；患者疼痛剧烈；同侧耳前淋巴结肿大和压痛。内睑腺炎被局限于睑板腺内，疼痛明显，病变处有硬结，睑结膜面局限性充血、肿胀。睑腺炎发生2~3天后，可形成黄色脓点。外睑腺炎向皮肤方向发展，局部皮肤出现脓点、硬结软化，可自行破溃。内睑腺炎常于睑结膜面形成黄色脓点，向结膜囊内破溃，少数患者可向皮肤面破溃。破溃后炎症明显减轻。在体弱患者，睑腺炎可在眼睑皮下组织扩散，发展为眼睑蜂窝织炎。眼睑红肿及球结膜反应性水肿剧烈，可伴有发热、寒战、头痛等全身症状。

【治疗】早期应局部热敷，每次10~15分钟，每日3~4次。滴用抗生素滴眼液4~6次/天。

当脓肿形成后，应切开排脓。外睑腺炎的切口应在皮肤面，与睑缘相平行，以减少瘢痕。内睑腺炎的切口常在睑结膜面，与睑缘相垂直，以避免伤及睑板腺管。

当脓肿尚未形成时不宜切开或挤压，否则会使感染扩散，导致蜂窝织炎，甚至海绵窦脓毒血栓或败血症。一旦出现这种情况，应尽早全身使用广谱抗生素，按败血症处理。

睑缘炎

【定义】睑缘炎是指睑缘表面、睫毛毛囊及其腺组织的亚急性慢性炎症。分为鳞屑性、溃疡性和眦部睑缘炎三种。

【临床表现】睑缘充血、潮红，睫毛和睑缘表面附着上皮鳞屑，睑缘表面有点状皮脂溢出，皮脂集于睫毛根部，形成黄色蜡样分泌物，干燥后结痂。去除鳞屑和痂皮后，睑缘充血，但无溃疡或脓点。睫毛容易脱落，但可再生。患者自觉眼部痒、刺痛和烧灼感。如长期不愈，可使睑缘肥厚，后唇钝圆，使睑缘不能与眼球紧密接触，泪小点肿胀外翻而导致泪溢。

【治疗】去除诱因和避免刺激因素。

鳞屑性睑缘炎的用生理盐水或 3% 硼酸溶液清洁睑缘，拭去鳞屑，然后涂抗生素眼膏。

溃疡性睑缘炎的去脓痂，然后以涂有抗生素眼膏的棉签在睑缘按摩。

眦部睑缘炎滴用 0.25% ~ 0.5% 硫酸锌滴眼液。必要时口服 B 族维生素。

急性卡他性结膜炎

【定义】急性卡他性结膜炎是由科韦杆菌、肺炎双球菌、流行性感冒杆菌、链球菌、金黄色葡萄球菌引起，发病急，双眼发病，结膜充血，有黏液性或脓性分泌物。

【临床表现】自觉流泪、异物感、灼热感或刺痛等。由于分泌物多，常使上、下睫毛粘在一起，晨起时睁眼困难。眼睑肿胀，结膜充血，结膜表面分泌物。分泌物先为黏液性，以后呈脓性。严重时结膜表面可覆盖一层假膜（多见于肺炎球菌、Koch – Weeks 杆菌性）。结膜充血常以穹窿部和睑结膜最为显著。偶可并发卡他性边缘性角膜浸润或溃疡（多见于流感嗜血杆菌Ⅲ型感染）。Koch – Weeks 杆菌或肺炎双球菌性结膜炎一般为双侧性，结膜高度充血和水肿，可发生结膜下出血斑点，常伴有体温升高、身体不适等全身症状。

【诊断】根据临床表现、分泌物涂片或结膜刮片检查可见中性粒细胞和细菌，即可诊断。对伴有大量脓性分泌物、儿童和婴儿严重的结膜炎，以及对治疗顽固者，应进行细菌培养和药物敏感试验，有全身症状的还应进行血培养。

【治疗】本病一般具有自限性，即使不予治疗也可在 10 ~ 14 天痊愈，用药后可在 1 ~ 3 天恢复。治疗时，可根据致病菌选择最有效的抗生素滴眼液，睡前涂抗生素眼膏，分泌物较多时用生理盐水冲洗结膜囊，并发角膜炎时应按角膜炎治疗原则处理。

对革兰阳性菌所致者，可局部应用红霉素、杆菌肽 – 多黏菌素 B 眼药膏，滴眼液有 0.25% ~0.5% 氯霉素、0.1% 利福平、10% 磺胺醋酰钠等。

革兰阴性菌所致者，可选用 0.4% 庆大霉素、0.3% 环丙沙星、0.3% 氧氟沙星滴眼液或眼膏。

对伴有咽炎或急性化脓性中耳炎的患者和流感嗜血杆菌感染的儿童，应同时口服抗生素。

【预防】严格搞好个人和集体卫生，提倡勤洗手、勤洗脸。急性期患者需隔离，严格消毒患者用过的洗脸用具及使用过的医疗器皿；一眼患病时应防止另眼感染。医护人员在接触患者之后，必须洗手消毒，防止交叉感染。

淋菌性结膜炎

【定义】淋菌性结膜炎是一种由淋球菌引起的传染性极强、破坏性很大的超级性化脓性结膜炎。

【临床表现】新生儿淋菌性结膜炎一般在出生后 2 ~3 天发病，双眼同时受累，症状猛烈，病情进展快。患儿畏光，流泪，眼睑高度红肿、发热、胀痛。结膜显著充血、水肿，球结膜水肿呈堤状围绕角膜，重者突出于睑裂之外，可有炎性假膜形成。分泌物由浆液性很快变为黄色脓性，量多，不断从睑裂流出，因此又称"脓漏眼"。常有耳前淋巴结肿大和压痛。严重病例可合并有角膜炎的表现，可迅速进展为角膜穿孔，继而发展成眼内炎。还可能并发其他部位的化脓性炎症，如关节炎、脑膜炎、肺炎、败血症等。

成人淋菌性结膜炎潜伏期为 10 小时至 2 ~3 天，症状与新生儿相似，但相对较轻。

【诊断】根据临床表现、分泌物涂片或结膜刮片检查可见多形核白细胞和淋球菌。

【治疗】局部治疗和全身用药并重。应在病原体诊断取材之后立即执行。

1. 局部治疗 大量生理盐水或 1∶10000 高锰酸钾溶液冲洗结膜囊。眼局部滴用 5000~10000 单位/毫升青霉素滴眼液，或用 15% 磺胺醋酰钠、0.1% 利福平、杆菌肽滴眼液频繁滴眼，同时应用红霉素等抗生素眼膏。

2. 全身治疗 主要是抗生素治疗。

（1）成人大剂量肌内注射青霉素或头孢曲松钠，连续 5 天。有青霉素过敏者可用壮观霉素（每天 2 克，肌内注射），或喹诺酮类药物（如口服环丙沙星 0.5 克，或氧氟沙星 0.4 克，2 次/天，连续 5 天）。有角膜病变者宜静脉推注头孢曲松钠（每次 1 克，每 8 小时或 12 小时一次，连续 5 天）。

约有 30% 的淋菌性结膜炎的患者，伴有衣原体感染，因此应补充口服对衣原体有效的抗生素。可选用四环素（每次 0.5 克，1 次/天，连服 1 周）、红霉素（每次 0.25 克，4 次/天，连服 1 周）、多西环素（每次 0.1 克，2 次/天，连服 1 周）等。

（2）新生儿用青霉素 10 万单位/千克·天，静脉滴注或分 4 次肌内注射，共 7 天。或用头孢曲松钠（0.125 克，肌内注射）、头孢噻肟钠（25 毫克/千克静脉注射或肌内注射），每 8 小时或 12 小时一次，连续 7 天。

【预防】患者须隔离。医生检查时应戴保护眼镜，并在检查后洗手，严格消毒患者和医生用过的器具。一眼患病应防止传染至另一眼。新生儿出生后，应常规立即用 1% 硝酸银滴眼液滴眼 1 次（随后冲洗），或涂 0.5% 四环素眼膏预防。

沙眼

【定义】沙眼是由沙眼衣原体引起的一种慢性传染性结膜角膜炎，可致盲。因其在睑结膜表面形成粗糙不平的外观，形似砂粒，故名。

【临床表现】多发于儿童及少年时期，急性期男女发病率相近，但严重瘢痕期沙眼在女性的发生率较男性高 2~3 倍。潜伏期 5~14 天，平均 7 天。儿童和成人初发时呈急性或亚急性结膜炎表现；婴幼儿初发较隐匿，呈慢性滤泡性结膜炎。

急性发作时自觉眼红、眼痛、异物感、流泪及黏液脓性分泌物，伴耳前淋巴结肿大。睑结膜乳头增生，上下穹窿部结膜布满滤泡，有时因上睑结膜弥漫性乳头增生及炎性细胞浸润，使滤泡被遮盖而不明显。急性期经 1~2 月后进入慢性期。

慢性期结膜充血减轻，结膜肥厚，乳头增生，滤泡形成。滤泡大小不等，可融合而显得不透明，有时呈胶样，于上睑结膜和结膜上穹窿部最为显著，下睑结膜则少而轻，严重者可出现于球结膜、半月皱襞或角膜缘处。滤泡可发生坏死，愈合后留下明显瘢痕。初期瘢痕常出现于上睑结膜，呈线状或星状，渐渐发展成网状，最后可发展为白色腱样。角膜缘滤泡发生瘢痕化改变，称为 Herbet 小凹。角膜可发生角膜上皮炎、局灶性或多灶性基质浅层浸润。早期即可出现角膜血管翳，常发生于角膜上方 1/3，但可向中央瞳孔区发展成垂帘状，影响视力。其末端常见浸润灶且可形成溃疡。在流行区常有沙眼的重复感染或合并细菌混合感染，使病情加重。在慢性病程中常有急性发作。

【诊断】典型的沙眼可根据睑结膜的乳头、滤泡、角膜血管翳和结膜瘢痕的出现较易诊断。由于睑结膜的乳头增生和滤泡形成并非为沙眼所特有，因此早期诊断较困难，有时只能诊断"疑似沙眼"，要确诊须辅以实验室检查。

沙眼的诊断至少要符合下列中的二项：①上睑结膜滤泡。②角膜缘滤泡及后遗症（Herbet 小凹）。③典型的睑结膜瘢痕。④角膜缘上方血管翳。

实验室检查有助于确立沙眼的诊断。结膜刮片后行 Giemsa 染色或 Diff - Quik 染色常见包涵体，但不是总可以找到。也可用荧光抗体染色、酶联免疫测定、PCR 等方法来检测沙眼衣原体抗原。

【治疗】包括全身和眼局部药物治疗及并发症的治疗。

1. 全身治疗 急性期或严重的沙眼，应全身应用抗生素治疗，一般疗程为 3～4 周。成人口服四环素 250 毫克，4 次/天。孕妇、哺乳期妇女、7 岁以下儿童忌用四环素，可选用多西环素 100 毫克，2 次/天，也可口服红霉素或螺旋霉素。

2. 局部治疗 常用 0.1% 利福平、0.5% 金霉素、磺胺类滴眼液等滴眼，四环素、红霉素、磺胺等眼膏涂眼。疗程最少 10～12 周。

3. 并发症治疗 应针对沙眼导致的并发症进行手术矫治。如睑内翻者，行睑内翻矫正术；睑球粘连者，行角膜缘（干细胞）移植、人羊膜移植等重建眼表手术；角膜混浊且无明显干眼症者，行角膜移植术。

【预防】自身避免接触传染，改善环境卫生，加强对旅馆、游泳池、理发店等服务行业的卫生管理，培养自身良好的卫生习惯。

细菌性角膜炎

【定义】细菌性角膜炎是一种较严重的化脓性角膜炎，最常见的致病菌有葡萄球菌、细球菌、链球菌、假单胞菌等。多为角膜外伤后感染或剔除角膜异物后由细菌、真菌、病毒或阿米巴感染，某些局部及全身因素，如干眼、泪道阻塞、倒睫、戴接触镜、糖尿病、严重的烧伤、昏迷、长期使用免疫抑制剂等，一些条件致病菌也可造成角膜感染。

【临床表现】发病急，常在角膜外伤后 24～48 小时发病，表现为眼痛、视力障碍、畏光、流泪、眼睑痉挛等，有较多脓性分泌物。眼睑水肿、球结膜水肿或混合充血。病变早期角膜上出现一个界线清楚的上皮溃疡，溃疡下有边界模糊、致密的灰黄色浸润灶，周围组织水肿。浸润灶迅速扩大，形成溃疡。

革兰阳性球菌感染者，常表现为圆形或椭圆形局灶性脓肿病灶，伴有边界明显的灰白色基质浸润，及小范围的周边上皮水肿。肺炎球菌引起的角膜炎，表现为椭圆形、带匐行性边缘、中央基质较深的溃疡，后弹力膜可有放射性皱褶，常伴前房积脓和角膜后纤维蛋白沉着。革兰阴性细菌所致的角膜炎，典型地表现为快速发展的角膜液化性坏死。如铜绿假单胞菌所致的角膜溃疡，多发生于角膜异物剔除术后或戴接触镜引起的感染。伤后数小时或 1～2 天内发病。此病的特点是症状严重、发展迅猛。患者有剧烈眼痛、畏光流泪、眼睑红肿、球结膜混合性充血、水肿。由于铜绿假单胞菌产生蛋白分解酶，使角膜出现迅速扩展的浸润及黏液状坏死，前房积脓严重。如不及时控制，数天内可导致全角膜坏死穿破、眼球内容物脱出或全眼球炎。

【治疗】急性期用高浓度的抗生素滴眼液频繁滴眼，每 15～30 分钟滴眼一次。对角膜基质炎症，应增加抗生素的浓度。在严重的病例，开始 30 分钟内每 5 分钟滴药一次，可使基质很快达到抗生素治疗浓度。病情控制后，逐渐减少滴眼次数。治疗过程中应根据细菌学检查及药物敏感试验结果，及时调整使用有效的抗生素。晚上涂抗生素眼膏。有的细菌感染如铜绿假单胞菌性角膜溃疡即使病情已控制，局部滴眼也要维持一段时间，以防感染复发。眼部可用眼垫包眼，热敷等，局部使用胶原酶抑制剂，如依地酸钠、半胱氨酸等，可抑制溃疡形成。口服大量维生素 C、维生素 B 有助于溃疡的愈合。若药物治疗无效，溃疡穿孔，可考虑治疗性角膜移植术。

真菌性角膜炎

【定义】真菌性角膜炎常发生于植物性角膜外伤后，如树枝或农作物擦伤；也可发生在其他的角膜上皮缺损后，如角膜接触镜的擦伤或角膜手术后感染真菌引起。

【临床表现】起病相对缓慢，早期可仅有异物感，而后逐渐出现眼部疼痛、畏光、流泪等刺激症状。与细菌性角膜炎比较，刺激症状常较轻，病程较长。角膜病灶呈灰白色，欠光泽，外观干燥而粗糙，表面微隆起，溃疡周围因胶原溶解而出现浅沟，或因真菌抗原抗体反应形成免疫环，有时可见"伪足"或"卫星灶"，其表面的坏死组织易于刮除。角膜后可出现斑块状沉着物，且伴有黏稠的前房积脓。真菌也可进入前房，导致真菌性眼内炎。

【诊断】根据角膜植物性损伤史，结合角膜病灶的特征，作出初步诊断。确诊需实验室角膜刮片染色检查。

【治疗】局部应用的抗真菌类药物，包括多烯类（如 0.25% 两性霉素和 5% 匹马霉素滴眼液）、咪唑类（如 0.5% 咪康唑滴眼液）和嘧啶类（如 1% 氟胞嘧啶滴眼液或眼膏）。由于抗真菌药物较难透过眼组织，使用抗真菌滴眼液时，应频繁点眼，通常为每小时 1 次，且在临床治愈后，仍应维持点眼一段时间，以减少复发的可能性。还可结膜下注射抗真菌药，如两性霉素 B 0.1 毫克或咪康唑 5 ~ 10 毫克，每日或隔日一次。在点眼的同时，可使用全身抗真菌药。如静脉滴注咪康唑 10 ~ 30 毫克/千克·天，分 3 次给药，每次用量一般不超过 600 毫克，在 30 ~ 60 分钟内滴注。

并发虹膜睫状体炎者，应使用1%阿托品滴眼液或眼膏扩瞳。本病忌用糖皮质激素。对药物治疗无效，角膜即将穿孔或已穿孔者，可施行穿透性角膜移植术。

手癣与足癣

【定义】 手癣是由皮肤癣菌侵犯指间、手掌、掌侧平滑皮肤引起的手部慢性真菌感染。常只感染单例手部，但对于双手长期从事潮热工作的战士，如洗菜员、厨师、洗碗员、汽车修理员、黄金部队的采矿工等，也有双侧手掌感染的情况。

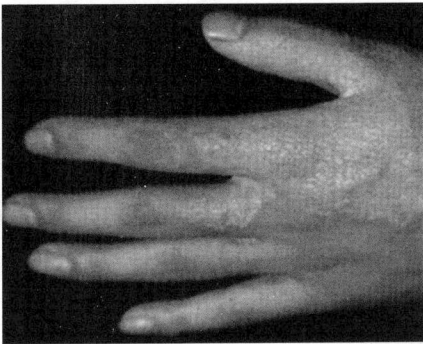

手癣

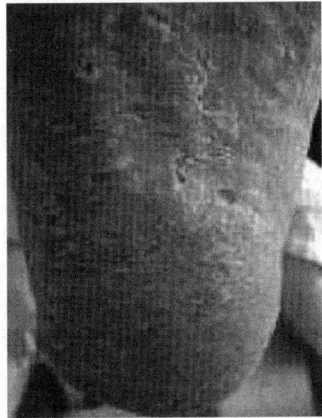

足癣

足癣是由皮肤癣菌侵犯足趾间、足跖、足跟和足侧缘引起的足部慢性真菌感染，在热带地区作训的部队官兵，每天穿胶鞋，汗液蒸发不畅，汗渍长期累积于鞋内，尤其适于真菌生长。

【发病机制】 本病50%~90%由红色毛癣菌感染引起。本病主要通过接触传染，用手搔抓足部，可手足互相传染。在公共浴室、游泳池，共用浴盆、脚盆、浴巾、拖鞋等，也能相互传染。

【临床表现】 本病以青壮年多见，尤其是热带地区作训的官兵发病率更高。诱因与手足部经常接触水或工作中受摩擦、外伤机会较多，手足部汗液蒸发不畅，平时用公共工具、穿公共拖鞋等因素有关。

1. 水疱鳞屑型 皮损初起为针尖大小的深在水疱、疱液清，不易破溃，可融合成多房性大疱，可继发细菌感染。水疱经数天后干涸，形成白色点状及环形鳞屑。有不同程度炎疹和瘙痒。

2. 角化过度型 常出现虎口、足跟、足缘等部位皮肤增厚、粗糙、脱屑，边缘清晰，中心纹理显著。虎口、足跟部可出现裂处、鳞屑，疼痛出血。

3. 浸渍糜烂型 指趾间皮肤浸渍发白、糜烂、渗液，基底湿润潮红。足部病变常发生于第三、四趾和第四、五趾缝间。

手癣以前两型多见。手足癣在不同时期可以某一型为主，夏季以水疱型，冬季以角化过度型多见。

【实验室检查】

1. 真菌镜检可见菌丝与孢子。

2. 真菌培养主要为红色毛癣菌、须癣菌、石膏样小孢子菌和絮状表皮癣菌等。

【鉴别诊断】本病需与慢性湿疹、掌跖进行性角化症等疾病鉴别。真菌学检查是主要鉴别方法。

【治疗】一些患者手足癣长年迁延不愈，是由于治疗不彻底。外用药物疗程一般需要 1~2 个月。

1. 水疱型患者可选用温和搽剂和霜剂，1~2 次/天，如联苯苄唑霜、特比萘芬霜。

2. 角化过度型患者可选用剥脱作用较强的制剂，如复方苯甲酸软膏或酊剂，必要时封包，再用抗真菌药。

3. 浸渍糜烂型患者，可选用粉剂收干，如咪康唑粉、硝酸咪康唑（达克宁）散剂，有渗液时再用醋酸铅溶液、硼酸溶液等湿敷，皮肤干燥后，再涂刺激性小的霜剂、水剂等。睡前涂搽，以延长药物作用时间。

4. 对于炎症明显，范围较广泛以及外用效果不佳的手足癣可内服抗真菌药物，如伊曲康唑 200~400 毫克/天，餐后半小时内服，疗程 1 周，或特比奈芬 250 毫克/天，共 2~4 周，或氟康唑 150 毫克/天，每周 2 次，共 2~4 周。角化过度者，可加内服药。继发细菌感染者，应联合抗生素治疗。

【预防】保持手、足皮肤干燥、清洁，穿透气性好的鞋袜，不共用毛巾、盆具、鞋袜，对一些易于诱发手癣的工种，注意戴手套，进行防护。

体癣与股癣

【定义】体癣又称为金钱癣或环癣，是皮肤癣菌导致头皮、掌跖、甲、毛发以外其他部位的光滑皮肤上的感染。男性多于女性，夏季、南方患病率高。

救援人员伤害处理与防范

152

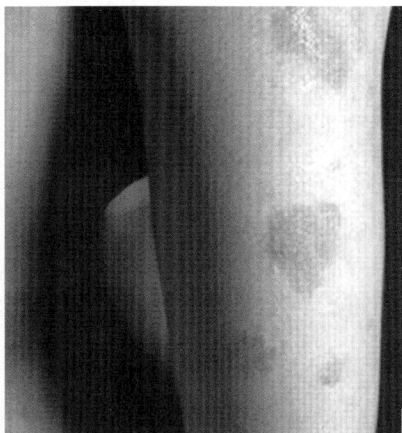

体癣

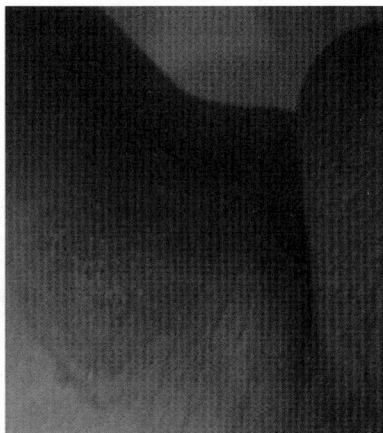

股癣

股癣是指腹股沟、会阴、肛门和臀部的皮肤癣菌感染，是发生在特殊部位的体癣。接触患有癣病的猫、狗、兔等动物以及抵抗力较低，如糖尿病、消耗性疾病、长期服用糖皮质激素的人更易患此病。

【临床表现】

1. 体癣　多见于男性，多见于躯干部，初发为针头到绿豆大小丘疹、水疱或丘疱疹，以后逐渐由中心向外发展，中心炎症减轻，边缘由散在的丘疹、水疱、丘疱疹、痂和鳞屑连接成环状。瘙痒剧烈。

2. 股癣　病变发生在股上部内侧、腹股沟皱褶、会阴等处，初发为丘疱疹、脱屑，逐渐增多、扩大，形成弧形或圆形损害。因发病部位温暖、潮湿、易受摩擦，导致皮损发展较快，瘙痒剧烈。常可引起糜烂或湿疹样变，日久皮损呈湿疹化，夏季症状往往加重。

【诊断】根据好发部位及境界清楚的鳞屑性环状红斑等临床表现及鳞屑直接镜检找到菌丝即可确诊。

【治疗】

1. 外用药物 首选外用药物治疗，瘙痒显著者可外用复方雷琐辛洗剂，或1%特比萘芬酊剂，每日1~2次，连续2~3周。一般体股癣可外用1%~3%克霉唑软膏，或1%联苯苄唑软膏，或1%特比萘芬软膏。

2. 内用药物 泛发且难治者，可用伊曲康唑200毫克/天，连服7天；或特比萘芬250毫克/天，连服7~14天；或氟康唑150毫克，每周1~2次，连服2~3周。与外用药联合治疗更有效。

【预防】 勤换衣服、勤洗澡，不共用盆具、衣物，保持皮肤干燥、清洁。对难以辨认的体股癣，禁用皮质激素类药物，以免加重病情。

花斑癣

【定义】 花斑癣又名花斑糠疹，俗称汗斑，是由糠秕孢子菌侵犯表皮角质层，引起的局部皮肤色素沉着或减退斑。

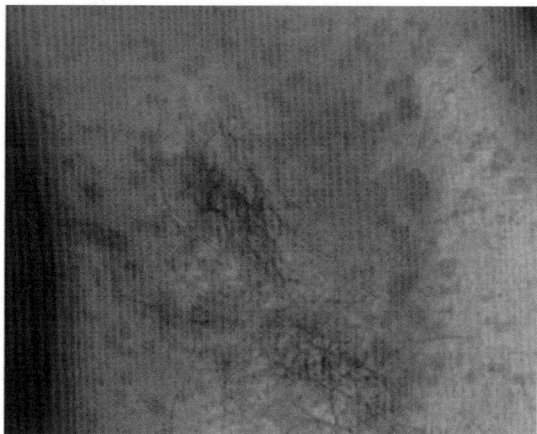

花斑癣

【临床表现】 青壮年多发，男性多于女性，夏重冬轻，多发于胸、背、腹、腋窝、颈部等皮脂腺丰富部位。皮损为点状、钱币状或融合成片，上覆极细的鳞屑，呈棕褐色或棕黑色，日久可呈色素减退斑。一般无自觉症状，偶尔瘙痒。

【实验室检查】真菌镜检可见菌丝粗短，呈腊肠样，孢子为圆形或卵形，壁厚。用含菜子油、麻油或橄榄油的培养基进行真菌培养，可长出乳酪色酵母样菌落。用 Wood 灯照射皮损可见黄色荧光。

【鉴别诊断】本病需与玫瑰糠疹、白癜风等进行鉴别。

【治疗】

1. 可用 25% 硫代硫酸钠外涂后再以 3% 稀盐酸溶液，每天 2 次，至愈。

2. 还可用 2% 酮康唑洗剂、2.5% 硫化硒、5% ~10% 的硫磺软膏外用，至愈。

3. 皮损面积广泛者，可内服伊曲康唑 200 毫克/次，每天 1 次，连服 1 ~ 2 周，或口服氟康唑，50 毫克/次，每天 1 次，连服 2 周。

【预防】注意皮肤干燥、清洁，内衣煮沸消毒。

糠秕孢子菌毛囊炎

【定义】糠秕孢子菌毛囊炎又名马拉色菌毛囊炎，是由马拉色菌感染毛囊所致的毛囊炎症。

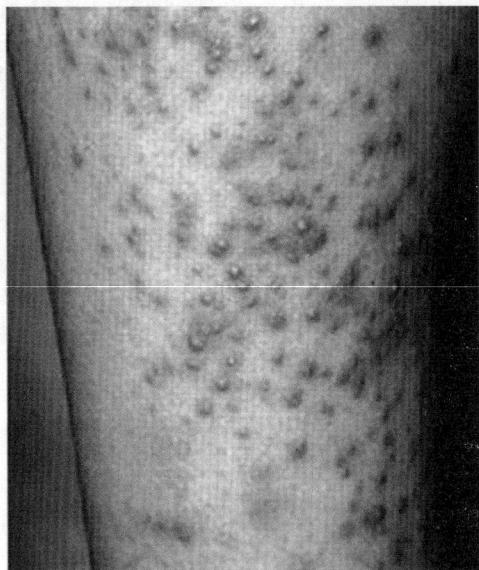

糠秕孢子菌毛囊炎

【临床表现】本病男性多于女性，多发生于胸、背、腹、颈部。皮损为毛囊性半球状丘疹或小脓疱，直径 2 ~ 4mm，毛囊口周边红晕，自觉症状轻，偶感瘙痒。

【实验室检查】将毛囊角栓挤出，加 10% 氢氧化钾或 10% 氢氧化钾 – 50% 派克墨水后做镜检，可见圆球形或卵圆形的孢子和单极出芽的芽孢。

【鉴别诊断】本病需与细菌性毛囊炎、痤疮、痤疮样药疹鉴别。

【治疗】

1. 可选择 5% ~ 10% 硫磺软膏外用，2.5% 硫化硒或 2% 酮康唑洗剂，保留 20 分钟再清洗，连用 4 ~ 6 周。

2. 外用效果欠佳者，可内服伊曲康唑 200 毫克/天，连服 1 ~ 2 周。

【预防】尽量保持皮肤干燥、清洁。注意防范诱因，如长期使用糖皮质激素或抗生素。

日光性皮炎

【定义】日光性皮炎又称日晒伤，是皮肤对日光照射产生的一种急性炎症反应。长期户外工作者、建筑工人、野外工作者、战士易发生本病。

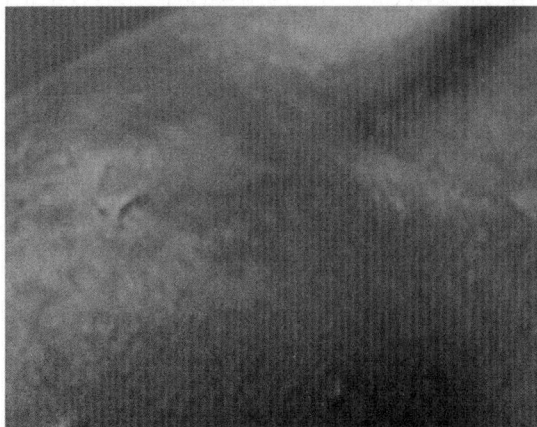

日光性皮炎

【临床表现】

1. 多发生在暴晒后 2～12 小时内。

2. 皮损一般局限在曝光部位，初发皮损为鲜红至猩红色水肿性斑，边缘鲜明；皮损广泛时可有不适、寒战和发热等全身症状。

3. 数天后红斑和水肿消退，继以脱屑和暂时性色素沉着。

【诊断】 根据强烈日光暴晒史及典型临床表现容易诊断。

【鉴别诊断】 本病应与接触性皮炎进行鉴别，后者有接触刺激物史，与日晒无关，可发生于任何季节，皮损发生与刺激物直接接触有关。

【治疗】

1. 一般先冷湿敷。外用药如炉甘石洗剂、锌霜等。有严重的急性皮炎时，用2%～3%的硫酸镁溶液湿敷。

2. 外用皮质激素类药物配制的洗剂、喷雾剂或霜剂可使炎症及疼痛减轻。

3. 日晒伤严重时，可服泼尼松等皮质激素类药物或止痛药。

【预防】

1. 早晚锻炼，增强对强光的适应性。

2. 在早 10 时至午后 4 时阳光最强时减少室外活动和工作。

3. 做好适当防晒准备，如遮阳伞、遮阳帽、长袖、袖套、手套、防晒霜。官兵推荐使用约 SPF20、PA ++ 的防晒霜，而在烈日下活动及进行海水浴时，应使用耐水性好、约 SPF30、PA +++ 的防晒霜；超高 SPF 值的防晒霜，对于有光过敏的患者是必要的。

间擦疹

【定义】 间擦疹又称"擦烂红斑"、"褶烂"，是皱褶部位的皮肤由于潮湿、温暖、摩擦等引起的急性皮肤炎症。好发于皱褶部位，如腹股沟、腋下、乳房下等。部队官兵常因长途行军、军训，身体皱褶部位长时间处于潮湿状态且反复摩擦，导致此病在基层部队多发。

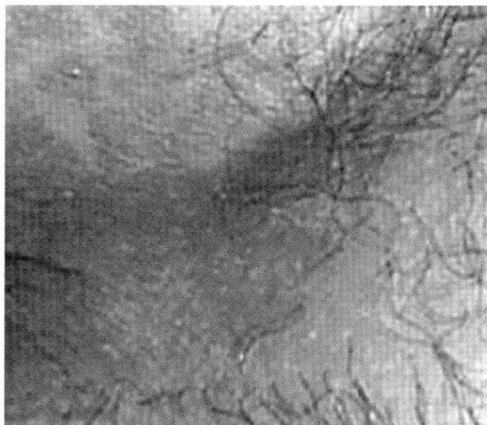
间擦疹

【临床表现】

1. 多发生于湿热季节。常见于肥胖者。

2. 皮损好发如乳房下、腹股沟、臀沟、腋窝、肘窝、脐窝、颈部、会阴等皱褶处。

3. 皮疹初起时皮肤呈潮红肿胀或暗红色斑，继之浸渍糜烂、渗液。

4. 皮损范围与皱褶皮肤相一致，边界清楚。

5. 继发感染时有脓性分泌物，炎症明显者可伴发淋巴结炎。重者可有水疱和浅溃疡。

6. 自觉瘙痒灼痛。

【诊断】 湿热季节，间擦部位出现红斑、浸渍、糜烂、渗出，症状典型，易于诊断。

【鉴别诊断】

1. 念珠菌性间擦红斑 初发为一小疱，迅速变为脓疱，然后糜烂但无明显渗液，周边常有炎症性丘疹及膜状脱屑；真菌镜检阳性。

2. 急性湿疹 原因不明，部位无定，皮疹多形性，渗出明显，境界不清，瘙痒剧烈，易于复发。

3. 接触性皮炎 有接触史。多见于直接接触部位，表现红斑、丘疹、渗出、水疱，自觉痒痛。

4. 股癣 好发于双股部，初期红斑、鳞屑，面积逐渐增大，边界清楚，形态不规整，真菌镜检阳性。

【治疗】

1. 早期仅有潮红、丘疹、无渗液阶段，可选用湿敷或具有收敛、止痒作用的洗剂，常用炉甘石洗剂、滑石粉、痱子粉。避免肥皂、热水刺激。

2. 糜烂渗液明显时，宜使用收敛、消炎药物以促进表皮恢复，可选用3%硼酸溶液湿敷。

3. 局部继发真菌或细菌感染者可选用合适抗真菌药或抗生素治疗。

【预防】

1. 环境干燥、清洁、凉爽，避免高温环境。

2. 穿棉质衣物，避免穿化纤、有刺激的衣物。

3. 高温环境中皮肤皱褶部位保持清洁干燥，必要时可扑痱子粉或滑石粉。

4. 避免使用封包性油膏、刺激性软膏或化妆品。

痱子

【定义】 痱子又称粟粒疹，是夏季或炎热环境下常见的一种表浅性、炎症性的皮肤疾病。士兵、婴幼儿、肥胖者及长在高温环境下作业的人群较为常见。

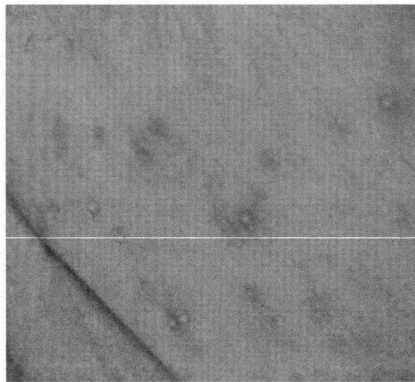

痱子

【临床表现】

1. 白痱 又称晶型粟粒疹，由汗液在角质层或角质层下汗管溢出引起。

临床表现为针尖至针头大小的浅表小水泡，表面无潮红，泡壁易破裂。无自觉症状或有轻微瘙痒感。1~2天内吸收，遗留极薄的细小鳞屑。

2. 红痱 又称红色粟粒疹，由汗液在表皮螺旋形的汗管处溢出引起。可发于除掌跖外的身体任何部位，尤以额、颈、躯干处为甚。皮损为密集排列针头大小丘疹、丘疱疹，周围绕以红晕；伴有瘙痒和灼热感；搔抓后可致皮肤破损和继发感染如毛囊炎、疖等。

3. 脓痱 又称脓疱型粟粒疹，多由红痱发展而来。好发于幼儿皮肤皱襞处及头颈部。皮损为针头大的浅脓疱或脓性丘疱疹，细菌培养常为无菌性或条件致病性球菌。

4. 深痱 又称深部粟粒疹，阻塞的汗管在真皮－表皮交界处破裂，表皮汗管常被反复发作的红痱破坏使汗液阻塞在真皮内而发生。常见于热带地区反复发生红痱者。多发生于躯干，也可波及肢体和面部。皮损为密集的、与汗孔一致的非炎性丘疱疹和淡白坚实的丘疹，出汗时皮损增大，皮肤可因汗腺导管阻塞而致出汗不畅或无汗。

【诊断】根据皮疹在炎热潮湿的环境中发病，好发于面、背部，出汗后明显增多，天气转凉后显著好转不难诊断。

【鉴别诊断】需与夏季皮炎、急性湿疹等进行鉴别。

【治疗】

1. 局部外用痱子粉、1%炉甘石洗剂或含有薄荷、樟脑成分的粉剂、洗剂等清凉、收敛、止痒药物。

2. 脓痱可外用2%鱼石脂炉甘石洗剂，也可将炉甘石液100毫升 + 庆大霉素6毫升（24万单位）+ 地塞米松3毫升（15毫克）混合均匀，外用，均匀涂于患有痱子的皮肤外部，每日2次，疗程一周。

3. 韭菜150克，食用盐10克，加水煮沸，冷却至40℃左右，用毛巾湿敷患处，一般每日敷2~3次，每次15~20分钟，可迅速减轻症状。

4. 用生黄瓜汁或黄瓜片分别贴擦于患处，两三次即可痊愈。此方法尤其适用于小儿。

5. 瘙痒明显可口服抗组胺药。

6. 脓痱外用治疗效果不佳可口服抗生素；也可服清热、解毒、利湿的中药，如金银花露或三豆汤（绿豆、赤豆、黑豆）等。

【预防】

1. 保持室内通风凉爽，衣着宽松舒适，便于汗液蒸发。

2. 避免搔抓，防止继发感染。

3. 保持皮肤清洁干燥，常用毛巾擦汗或用温水洗澡后撒布粉剂。

4. 避免剧烈运动或军事训练后立刻冲凉。

鸡眼

【定义】 鸡眼是由于长期受压和摩擦，诱发足部皮肤角质层过度增生的一种常见皮肤病。

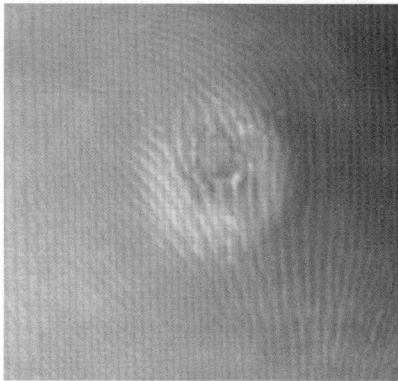

鸡眼

【临床表现】

本病好发于成人，为部队常见皮肤病之一。好发于足部隆起处，常累及足跖前中部、小趾外侧或趾内侧缘，也可见于趾背及足跟，数目一般在 1～2 个，也有多发者。皮损为境界清楚的淡黄色或深黄色角质栓，如黄豆大小，表面光滑，有刺激性顶撞性疼痛，尤以站立或行走时较明显。

【诊断】 根据好发部位和典型皮损易于诊断。

【鉴别诊断】 需要与跖疣相鉴别：跖疣表面正常皮纹消失，常多发，不限于受压或摩擦部位，除去角质层可见棘状疣体，两侧挤压痛明显。

【治疗】

1. 针刺放血疗法　患部常规消毒后，用注射器针头垂直刺入鸡眼中心，深度略大于角质栓深度，可接近骨膜处，迅速拔出针头，挤压鸡眼放血 1～2 毫升。鸡眼直径 >10 毫米者可略偏鸡眼中心接连刺入第 2 针，或者换用较粗大的针头或三棱针针刺放血，放血量增至 3～4 毫升。治疗后应消毒包扎数日，患部避免浸湿。

2. 修治疗法联合鸡眼粉封包　患部局部常规消毒，用片刀水平方向去除角质增厚块，取一小块胶布，在中心部位剪开一个圆洞，然后贴于患处，用鸡眼粉敷于圆洞处，约 4～5 天换药一次，直至脱落。

3. 冷冻、激光。

【预防】　去除诱因（如长时间的行走或站立），尽量避免摩擦和挤压。选择舒适的鞋子，不穿高跟鞋，避免长期摩擦刺激和挤压。经常泡脚。

痔疮

【定义】内痔是肛垫的支持结构、静脉丛及动静脉吻合支发生病理性改变或移位。外痔是齿状线远侧皮下静脉丛的病理性扩张或血栓形成。内痔通过丰富的静脉丛吻合支和相应部位的外痔相互融合为混合痔。

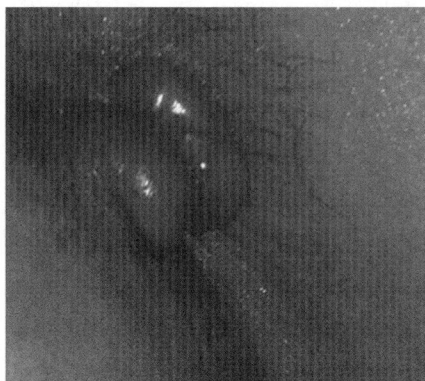

外痔

【临床表现】

1. 内痔　内痔的主要临床表现是出血和脱出。无痛性间歇性便后出鲜血是内痔的常见症状。内痔的好发部位为截石位3、7、11点。内痔的分度如下。

Ⅰ度　便时带血、滴血或喷射状出血，便后出血可自行停止，无痔脱出。

Ⅱ度　常有便血，排便时有痔脱出，便后可自行还纳。

Ⅲ度　偶有便血，排便或久站、咳嗽、劳累、负重时痔脱出，需用手还纳。

Ⅳ度　偶有便血，痔脱出不能还纳或还纳后又脱出。

2. 外痔　主要临床表现是肛门不适、潮湿不洁，有时有瘙痒。如发生血栓形成及皮下血肿有剧痛。血栓性外痔最常见。

3. 混合痔　表现为内痔和外痔的症状可同时存在。内痔发展到Ⅲ度以上时多形成混合痔。呈环状脱出肛门外，脱出的痔块在肛周呈梅花状，称为环状痔。临床上可出现嵌顿性痔或绞窄性痔。

【诊断】　肛门视诊可见到痔块大小、数目及部位。血栓性外痔表现为肛周暗紫色长条圆形肿物，表面皮肤水肿、质硬、压痛明显。直肠指诊对痔的诊断意义不大，意在初步排除直肠癌等疾病。肛门镜检查，不仅可见到痔块的情况，还可观察到直肠黏膜有无充血、水肿、溃疡、肿块等。

【鉴别诊断】

1. 直肠癌　直肠癌直肠指检可扪及高低不平的硬块，而痔为暗红色圆形柔软的血管团。

2. 直肠息肉　息肉为圆形、实质性、有蒂、可活动，多见于儿童。

3. 直肠脱垂　黏膜呈环形，表面平滑，括约肌松弛；而痔黏膜呈梅花瓣状，括约肌不松弛。

【治疗】

1. 治疗原则

（1）无症状的痔无需治疗。

（2）有症状的痔重在减轻或消除症状，而非根治。

（3）以保守治疗为主。

2. 一般治疗　多食纤维性食物，防治便秘和腹泻。热水坐浴以改善局部血液循环。

3. 注射疗法　治疗Ⅰ、Ⅱ度出血性内痔的效果较好。常用5%石炭酸植物油、5%鱼肝油酸钠、5%盐酸奎宁尿素水溶液、4%明矾水溶液等硬化剂。

4. 胶圈套扎疗法　可用于治疗Ⅰ、Ⅱ、Ⅲ度内痔。

5. 多普勒超声引导下痔动脉结扎术 适用于Ⅱ～Ⅳ度的内痔。

6. 手术疗法

（1）痔单纯切除术 主要用于Ⅱ、Ⅲ度内痔和混合痔的治疗。

（2）吻合器痔固定术 适用于Ⅲ、Ⅳ度内痔及非手术疗法治疗失败的Ⅱ度内痔和环状痔。

（3）血栓外痔剥离术 用于治疗血栓性外痔。

维生素 B_1 缺乏症

【定义】维生素 B_1 缺乏症又名脚气病，是因食物中维生素 B_1 摄入不足引起的全身性疾病，临床主要累及消化、神经和循环系统。临床上以神经系统受损为主的称为"干性脚气病"，以水肿和心脏受损为主的称为"湿性脚气病"。以神经系统症状为主者称为脑型，突然发生急性心力衰竭者称为心型。

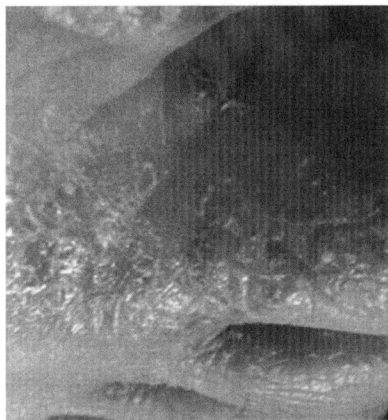

维生素 B_1 缺乏症

【临床表现】

1. 早期表现

（1）乏力、头痛、肌肉酸痛、食欲减退、恶心、呕吐。

（2）时有腹痛、腹泻或便秘、体重减轻。

2. 神经系统症状

（1）周围神经系统病变表现为上升性对称性的感觉、运动和反射障碍。

早期感觉异常，腱反射亢进，随后感觉迟钝，腱反射减弱甚至消失，肌肉酸痛、萎缩、肌力下降。

（2）低龄患儿则先表现出烦躁不安，进而对周围反应迟钝，嗜睡甚至昏迷，时有惊厥，但脑脊液检查正常。

（3）有思维混乱、运动失调、眼肌麻痹三联征者为韦尼克脑病。其中部分病人有多发性神经病症状。

3. 循环系统症状

（1）端坐呼吸、发绀、出冷汗、咳嗽伴气急、心动过速、舒张压降低、脉压差增大、心界扩大，甚至心衰或休克。

（2）低龄患儿表现为不明原因的突然哭叫。

4. 水肿

（1）水肿可发生于不同部位且程度不同，下肢先出现，严重者可波及全身。

（2）可有心包、胸腔、腹腔积液。

【实验室检查】

1. 硫胺素负荷试验 脚气病患者硫胺素量低于 50 微克。

2. 血液维生素 B_1 水平测定 仅在临床症状显著时有所降低。

3. 红细胞转酮酶活性测定 较为准确和灵敏。

4. 血丙酮酸和乳酸测定 有助确诊。

5. 影像学检查 双侧脑基底节对称性低密度病变是本病的一种重要的 CT 征象。

【诊断】 目前国内多采用试验性治疗的临床诊断方法，可疑者进行维生素 B_1 试验性治疗，反应良好即可诊断。根据病史和上述典型临床表现，诊断并不困难。对于长期便秘、不明原因水肿等可疑表现者，应给予试验性治疗，治疗后迅速好转，可作为诊断依据。

【治疗】

1. 一般治疗 脚气性心脏病患者病情较重，需卧床休息及对症处理。

2. 补充维生素

（1）口服维生素 B_1 片每日 15～30 毫克，分 3 次服用。

（2）重症或伴有消化道疾病影响吸收者，可肌内或静脉注射维生素 B_1 注射液 50～100 毫克，每日 2 次。1～2 天症状消失及能口服后改为口服，10～20 毫克，每日 3 次，疗程 1 个月左右。

（3）治疗维生素 B_1 缺乏症患儿的同时应对哺乳也进行维生素 B_1 的补充，可予维生素 B_1 片 20 毫克，每日 3 次。

（3）本病常同时伴有其他 B 族维生素缺乏，治疗时应同时补充。

（4）输液应忌用葡萄糖稀释，以免血中丙酮酸堆积加重病情。糖皮质激素对抗维生素 B_1、使血糖升高；烟酸、叶酸等均可阻碍维生素 B_1 的磷酸化作用，应慎用。呼吸兴奋剂如可拉明、山梗菜碱不宜使用。心衰可予利尿，心型患者注射维生素 B_1 数小时后即有利尿作用。洋地黄应慎用。

3. 治疗原发病

【预防】

1. 不宜长期吃精米、面的食物，多吃粗杂粮及新鲜食物，避免采用可能使维生素 B_1 丢失的烹调方法。

2. 孕妇和乳母应进食富含维生素 B_1 的食物，及时给婴儿添加搭配合理的辅食。

维生素 B_2 缺乏症

【定义】维生素 B_2 缺乏症又名核黄素缺乏症，是一种较常见的营养缺乏病，是指机体因维生素 B_2 供给不足而发生的一种以口角、唇舌和阴囊为主要损害的营养缺乏性皮肤病。

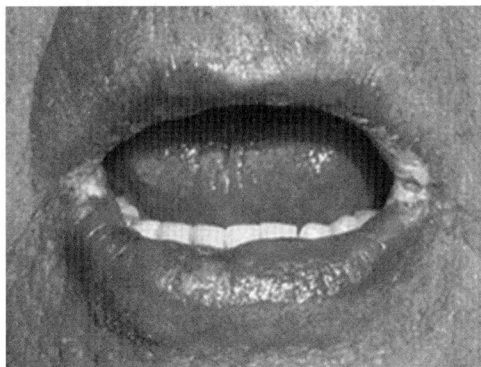

口角炎

【临床表现】

1. 阴囊炎 阴囊瘙痒为始发症状，尤以夜间为甚，重者影响睡眠。皮肤损害分为红斑型、丘疹型、白色丘疹银屑型。

2. 舌炎 自觉舌疼痛，尤以进食酸、辣、热食物时为甚，舌体肿胀，呈红紫相间或紫红色。舌菌状乳头充血肥大。

3. 唇炎 早期为唇红肿，纵裂纹加深，而后出现唇黏膜干燥、皲裂和色素沉着，主要见于下唇。

4. 口角炎 口角有糜烂、裂隙和湿白斑，多为双侧对称，常有小脓疱和结痂，有痛感。

5. 脂溢性皮炎 多见鼻唇沟、下颌、眉间及耳后等皮脂分泌旺盛处，有脂性堆积物覆于暗红色基底皮损上。

6. 结膜炎 球结膜充血，角膜周围血管形成并侵入角膜。角、结膜相连处可发生水疱。严重核黄素缺乏时，角膜下部有溃疡，眼睑边缘糜烂及角膜混浊等。自觉怕光、流泪、烧灼感。视觉模糊并容易疲劳。

【实验室检查】

1. 红细胞核黄素测定 红细胞中核黄素含量与膳食摄入量密切相关，是评价核黄素营养状况的最佳指标。红细胞中核黄素含量 >400 微摩尔/升（150 微克）为正常，<270 微摩尔/升（100 微克）为缺乏。

2. 尿核黄素测定 尿中核黄素排出量也是一项有价值的诊断依据。尿核黄素排出量 >320 微摩尔/升（>120 微克）为正常。在尿液收集不全时，可按肌酐排出量来衡量：≥80 微克/克肌酐为正常，<27 微克/克肌酐为缺乏。

3. 核黄素负荷试验 清晨排出第一次尿后，口服 5 毫克核黄素后 4 小时收集尿液，当尿中核黄素排出量 ≥3450 纳摩尔（≥1300 微克）为正常，1330~3450 纳摩尔（500~1300 微克）为不足，≤1330 纳摩尔（≤500 微克）为缺乏。

4. 红细胞谷胱甘肽还原酶的活性系数测定 活性系数值 >1.2 者为缺乏。

【诊断】

1. 根据膳食缺乏病史、临床表现和实验室检验结果，诊断并不困难。集体发生口腔－生殖器综合征时要特别注意本病的可能。

2. 对于无实验条件的基层医疗单位，对疑有维生素 B_2 缺乏的个体或群体，可试用维生素 B_2 进行诊断性治疗，有效者可确诊。

【治疗】

1. 按皮肤科一般护理常规，重症患者一级护理。

2. 去除病因，给予高蛋白、高维生素饮食。

3. 烟酰胺或烟酸 50～100 毫克，每日 3 次，连续数周。病情严重者应肌注烟酰胺 100 毫克，每日 2～3 次，同时补给酵母、复合维生素 B 等。

4. 腹泻严重者需注意纠正脱水及电解质紊乱。

5. 多吃维生素 B_2 含量丰富的食物，如肝、蛋、肉、乳等食品；绿叶蔬菜中维生素 B_2 含量较丰富；豆类含量亦很丰富。同时补充定量维生素 B_2，直至痊愈为止。一般每日口服 10 毫克，分 3 次服，并加复合维生素 B，纠正可能并发的其他 B 族维生素的不足。

6. 口角炎可外用 1% 硝酸银或 1% 甲紫。

7. 阴囊炎可按照皮炎湿疹的一般治疗原则处理。

【预防】平时注意选择含维生素 B_2 丰富的食物，如牛奶、动物肝脏与肾脏、奶酪、绿叶蔬菜、鱼、蛋类中含丰富的维生素 B_2，使膳食的摄入量达到参考摄入的标准。

缺铁性贫血

【定义】指缺铁引起的小细胞低色素性贫血及相关的缺铁异常，是血红素合成异常性贫血中的一种。

【临床表现】

1. 贫血　常见乏力、易倦、头昏、头痛、耳鸣、心悸、气促、纳差等；伴苍白、心率增快。

2. 组织缺铁

（1）精神行为异常，如烦躁、易怒、注意力不集中、异食癖。

（2）体力、耐力下降。

（3）易感染。

（4）儿童生长发育迟缓、智力低下。

（5）口腔炎、舌炎、舌乳头萎缩、口角炎、缺铁性吞咽困难、毛发干枯、脱落；皮肤干燥、皱缩；指（趾）甲缺乏光泽、脆薄易裂，重者指（趾）甲变平，甚至凹下呈勺状（匙状甲）。

3. 缺铁原发病表现 如消化性溃疡、肿瘤或痔疮导致的黑便、血便或腹部不适，肠道寄生虫感染导致的腹痛或大便性状改变，妇女月经过多，肿瘤性疾病的消瘦，血管内溶血的血红蛋白尿等。

【实验室检查】

1. 血常规 呈小细胞低色素性贫血。平均红细胞体积（MCV）低于80fl，平均红细胞血红蛋白量（MCF）小于27pg，平均红细胞血红蛋白浓度（MCHC）小于32%。血片中可见红细胞体积小、中央淡染区扩大。网织红细胞计数正常或轻度增高。白细胞和血小板计数正常或减低。

2. 骨髓象 增生活跃或明显活跃；以红系增生为主，粒系、巨核系无明显异常；红系中以中、晚幼红细胞为主，其体积小、核染色质致密、胞浆少偏蓝色、边缘不整齐，血红蛋白形成不良，呈"核老浆幼"现象。

3. 铁代谢 血清铁低于8.95mmol/L，总铁结合力升高，大于64.44mmol/L；转铁蛋白饱和度降低，小于15%，sTfR浓度超过8毫克/升。血清铁蛋白低于12μg/L。骨髓涂片用亚铁氰化钾染色（普鲁士蓝反应）后，在骨髓小粒中无深蓝色的含铁血黄素颗粒；幼红细胞内铁小粒减少或消失，铁粒幼红细胞少于15%。

4. 红细胞内卟啉 0.29~0.65μmol/L。

【诊断与鉴别诊断】

项目	缺血性贫血	铁幼粒细胞性贫血	地中海贫血	慢性病性贫血	转铁蛋白缺乏症
血清铁	降低	增高	不低或增高	降低	明显降低
血清铁蛋白	降低	增高	不低或增高	增高	明显降低
转铁蛋白饱和度	降低	增高	不低或增高	降低	–
总铁结合力	增高	–	–	降低	明显降低
骨髓铁幼粒细胞	降低	增高	–	–	–

【治疗】

1. 病因治疗 缺铁性贫血的病因诊断是治疗缺铁性贫血的前提，只有明确诊断后方有可能去除病因。如婴幼儿、青少年和妊娠妇女营养不足引起的缺铁性贫血，应改善饮食；胃、十二指肠溃疡伴慢性失血或胃癌术后残胃癌所致的缺铁性贫血，应多次检查大便潜血，做胃肠道 X 线或内镜检查，必要时手术根治。月经过多引起的缺铁性贫血应调理月经；寄生虫感染者应驱虫治疗等。

2. 补铁治疗 首选口服铁剂，如琥珀酸亚铁 0.1 克，每日 3 次。餐后服用胃肠道反应小且易耐受。应注意，进食谷类、乳类和茶等会抑制铁剂的吸收，鱼、肉类、维生素 C 可加强铁剂的吸收。口服铁剂后，先是外周血网织红细胞增多，高峰在开始服药后 5~10 天，2 周后血红蛋白浓度上升，一般 2 个月左右恢复正常。铁剂治疗在血红蛋白恢复正常后至少持续 4~6 个月，待铁蛋白正常后停药。若口服铁剂不能耐受或吸收障碍，可用右旋糖酐铁肌内注射，每次 50 毫克，每日或隔日 1 次，缓慢注射，注意过敏反应。

注射用铁的总需量（毫克）＝（需达到的血红蛋白浓度 − 患者的血红蛋白浓度）×0.33×患者体重（千克）

参考文献

[1] 刘志标. 治疗小儿急性上呼吸道感染处方用药分析. 中国实验方剂学杂志,2014,20(7):227-230.

[2] 周有旺,梁业飞. 妊娠期急性上呼吸道感染安全用药分析. 临床合理用药杂志,2014,7(6):19-20.

[3] 盛峰,车璐,刘培珧,等. 医生在急性上呼吸道感染中使用抗生素的行为. 基础医学与临床,2014,34(4):570-572.

[4] 夏蓉. 浅谈睑腺炎的中西医结合辨证施护. 内蒙古中医药,2011,30(23):158.

[5] 关颖. 睑腺炎患者的临床护理. 按摩与康复医学,2010,1:109.

[6] 王勇,张海萍. 妥布霉素地塞米松眼膏治疗睑缘炎 152 例疗效分析. 北华大学学报:自然科学版,2014,15(1):63-65.

[7] 孙旭光,周玉梅,姜超,等. 438 例睑缘炎患者的临床分析. 中华眼科杂志,2013,49(10):878-883.

[8] 张志刚. 中西医结合治疗急性卡他性结膜炎 70 例. 河南中医,2013,33(12):2183-2184.

[9] 吴丽萍. 急性卡他性结膜炎的健康指导. 中国社区医师:医学专业,2011,29:323.

[10] 黎明,姚晓明,聂丹瑶,等.新生儿淋菌性结膜炎致病菌10年药物敏感性的变迁.中国斜视与小儿眼科杂志,2011,19(3):20.

[11] 张帆.新生儿淋菌性结膜炎的治疗.中国社区医师:医学专业,2008,10(2):59.

[12] 杨晓玉,李忠玉.沙眼衣原体感染与相关细胞因子的研究进展.现代免疫学,2014,34(4):340-343.

[13] 曲毅,毕宏生.沙眼防治的研究进展.世界中西医结合杂志,2014,9(3):330-332.

[14] 吴丽琼.细菌性角膜炎护理分析.中国伤残医学,2014,22(3):238-239.

[15] 冯冰冰.中西医结合治疗细菌性角膜炎的临床观察.中国医学创新,2013,10(24):39-40.

[16] 周薇.真菌性角膜炎患者的综合护理体会.中国医药指南,2014,12(18):370-371.

[17] 刘岩.真菌性角膜炎药物治疗临床分析.当代医学,2014,20(17):34.

[18] 刘启民.中西医结合治疗角化型手癣65例.实用中医药杂志,2014,30(2):146.

[19] 余进,赖维.手癣和足癣的诊疗指南.中国真菌学杂志,2012,7(2):109-110.

[20] 童晓云.勿将体癣当湿疹.健康博览,2013,6:20.

[21] 李仕国,杨峰,殷敏敏.中西医结合治疗体、股癣1806例.中国医药指南,2012,19(32):280-281.

[22] 许雪,李红宾,黄云丽,等.花斑癣、马拉色菌毛囊炎、脂溢性皮炎马拉色菌诱发因素分析.皮肤病与性病,2014,36(4):187-189.

[23] 朱金鸽,牛慧卿.萘替芬酮康唑乳膏治疗花斑癣疗效观察.中国社区医师:医学专业,2012,14(32):45.

[24] 张海杰.酮康唑联合外用药治疗糠秕孢子菌性毛囊炎疗效观察.吉林医学,2013,34(33):6944.

[25] 杨挺,黄海峰,浦洁,等.三种用药方案治疗糠秕孢子菌性毛囊炎的疗效观察.山东医药,2010,50(33):105-106.

[26] 顾丽萍.中西医结合治疗日光性皮炎体会.内蒙古中医药,2014,33(5):34-35.

[27] 李萍.日光性皮炎的预防与治疗.中国校医,2013,27(11):878.

[28] 李贤周,苏丽玉,蓝莉芳,等.0.1%复方酮康唑洗剂治疗念珠菌性间擦疹临床疗效观察.皮肤性病诊疗学杂志,2014,21(3):242-244.

[29] 陈玲菲.复方克霉唑乳膏治疗间擦疹的临床疗效.天津药学,2014,26(1):37.

[30] 贾姜仁.痱子.健康生活,2013,7:22.

[31] 张石革,梁建华,沈素.痱子与药物治疗.中国药房,2004,15(11):704.

[32] 邹先彪.鸡眼的防治.中国社区医师,2014,30(22):37.

[33] 黄万新.激光治疗鸡眼150例临床分析.中国医药指南,2013,11(6):98-99.

[34] 王天云.浅谈痔疮的预防与护理.内蒙古中医药,2014,33(4):163-164.

[35] 桑红梅.痔疮患者系统护理干预的效果评价.中国医药指南,2014,12(14):355-356.

[36] 谢柯.成人维生素 B_1 缺乏症的诊治体会.检验医学与临床,2012,9(16):2076-2077.

[37] 潘榕,秦景新,廖传新.一起维生素 B_1 缺乏症的暴发流行调查.广西医学,2011,33(10):1370-1371.

[38] 高毅琳,裴京超,魏昱.100例住校贫困生维生素 B_2 缺乏症分析.中国皮肤性病学杂志,2004,18(2):108.

[39] 孙定人,张石革.维生素 B_2(核黄素)缺乏症(口角炎)与补充.中国药房,2003,14(7):448.

[40] 郭晋秀,崔萌萌.成人缺铁性贫血与幽门螺杆菌感染.基层医学论坛,2014,18(14):1824-825.

[41] 房洪英.儿童营养性贫血的诊断与治疗.社区医学杂志,2014,9:81-84.

[42] 李红梅.妊娠妇女缺铁性贫血的研究.内蒙古中医药,2014,33(14):113-114.